Wissenschaftliches Publizieren in der Medizin

Ioannis Mylonas
Ansgar Brüning

Wissenschaftliches Publizieren in der Medizin

Ein Leitfaden

Mit 40 Abbildungen

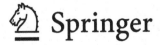 Springer

Prof. Dr. med. Ioannis Mylonas
Dr. rer. nat. Ansgar Brüning
Klinik für Geburtshilfe und Frauenheilkunde - Klinikum Innenstadt
Ludwig-Maximilians-Universität München
Maistraße 11
80337 München
Deutschland

ISBN 978-3-642-37177-6   ISBN 978-3-642-37178-3 (eBook)
DOI 10.1007/978-3-642-37178-3

Die Deutsche Nationalbibliothek verzeichnet diese Publikation in der Deutschen Nationalbibliografie; detaillierte bibliografische Daten sind im Internet über http://dnb.d-nb.de abrufbar.

SpringerMedizin
© Springer-Verlag Berlin Heidelberg 2013

Planung: Dr. Sabine Höschele, Heidelberg
Projektmanagement: Hiltrud Wilbertz, Heidelberg
Lektorat: Michaela Mallwitz, Tairnbach
Projektkoordination: Heidemarie Wolter, Heidelberg
Umschlaggestaltung: deblik Berlin
Fotonachweis Umschlag: © EDHAR / shutterstock.com
Herstellung: Crest Premedia Solutions (P) Ltd., Pune, India

Gedruckt auf säurefreiem und chlorfrei gebleichtem Papier

Springer Medizin ist Teil der Fachverlagsgruppe Springer Science+Business Media
www.springer.com

Widmung

Für unsere Lehrer, die uns geleitet haben.

Für unsere Schüler, die uns begleiten.

Für all diejenigen, die an uns geglaubt und uns vertraut haben.

Vorwort

» Wenn von zwei Knaben jeder einen Apfel hat
und sie diese Äpfel tauschen,
hat jeder am Ende auch nur einen.
Wenn aber zwei Menschen je einen Gedanken haben
und diese tauschen,
hat am Ende jeder zwei Gedanken.
Platon «

Wissenschaftliches Publizieren ist heutzutage immer mehr zu einer Notwendigkeit geworden, um sich im Arbeitsalltag zu bewähren und um erfolgreich Promotion oder Habilitation zu bestehen. Auch für Bewerbungen und Forschungsanträge sind ausreichende und vor allem gute Publikationen unabdingbare Voraussetzung. Für Außenstehende sind Publikationen in der Regel der einzig objektiv nachvollziehbare Leistungsnachweis. Trotzdem sollte man im Publizieren nicht einen reinen beruflichen Überlebenskampf gemäß dem amerikanischen »publish or perish« sehen, denn Publizieren – vom Erstellen des Manuskripts bis zur ersten Sichtung der dann veröffentlichen Druckversion – kann auch Freude bereiten und eine befriedigende und herausfordernde intellektuelle Beschäftigung sein. Der vorliegende Ratgeber soll darum Hilfestellung geben, neben der Erfüllung formaler Kriterien bei einer Manuskripterstellung auch etwas Freude und positive Herausforderung am Publizieren zu entdecken.

Prof. Dr. med. Ioannis Mylonas
Dr. rer. nat. Ansgar Brüning
München im August 2013

Danksagung

Einen großen Dank an alle unsere Kolleginnen und Kollegen, die durch ihre Anregungen, Kommentare und Korrekturen zur Erstellung des Buchs beigetragen haben, aber auch der Anstoß dazu waren, diesen Leitfaden überhaupt zu verfassen.

Im speziellen danken wir Frau cand. med. Marie-Luise Buchholtz, Frau Dr. Stefanie Hones, Frau Dr. Christina Matsingour, Frau Dr. Julia Jückstock sowie Frau Dr. Beate U. Zimmermann für ihre kritischen Kommentare, konstruktive Bemerkungen und unermessliche Hilfe bei der Erstellung dieses Buches.

Die Autoren danken auch allen Gutachtern und Editoren unserer bisherigen wissenschaftlichen Manuskripte und Publikationen, die uns durch ihre Kommentare immer wieder geholfen haben, unsere eigenen Konzepte zu verbessern und Wichtiges von Unwichtigem zu unterscheiden.

Einen ganz besonderen Dank auch an Frau Dr. Sabine Höschele und Frau Hiltrud Wilbertz vom Springer-Verlag, Heidelberg, für ihre unermüdliche Unterstützung in diesem Projekt.

Inhaltsverzeichnis

Mitarbeiterverzeichnis

Prof. Dr. med. Ioannis Mylonas
Klinik für Geburtshilfe und Frauenheilkunde – Klinikum Innenstadt
Ludwig-Maximilians-Universität München
Maistraße 11
80337 München
Deutschland
E-Mail: ioannis.mylonas@med.uni-muenchen.de

Dr. rer. nat. Ansgar Brüning
Klinik für Geburtshilfe und Frauenheilkunde – Klinikum Innenstadt
Ludwig-Maximilians-Universität München
Maistraße 11
80337 München
Deutschland
E-Mail: ansgar.bruening@med.uni-muenchen.de

Grundlagen

1

1.1   Allgemein

Das Schreiben einer wissenschaftlichen Arbeit stellt einen anspruchsvollen geistigen, aber auch zugleich kommunikativen Prozess dar. Für unerfahrene Schreiber ist die bloße Vorstellung der Abfassung eines wissenschaftlichen Beitrages eine abschreckende Langzeitaufgabe, welche nur unter großer Überwindung und Anstrengung gemeistert werden kann.

Vor allem jüngere Autoren sehen ohne Hilfestellung in der Vorbereitung einer wissenschaftlichen Publikation eine nicht zu überwindende Hürde. Mangelnde Betreuung in einer ansonsten vielleicht wissenschaftlich erfolgreichen, aber unpersönlich großen Arbeitsgruppe ist ebenfalls häufig ein Grund, eine schmerzliche Diskrepanz zwischen seinem eigenen leeren Blatt und den bereits fertig ausgearbeiteten Manuskripten in der Bibliothek bzw. im Internet zu empfinden. Aber auch wenn anfangs der Betreuer die scheinbare Last der Publikation übernommen hat, stellt sich spätestens beim ersten selbstständigen Arbeiten als Jungmediziner oder Jungforscher im Forschungslabor oder an der Universitätsklinik wieder das gleiche Problem.

Es ist sinnvoll, einen schematischen »Fahrplan« für den eigentlichen Schreibprozess zu erstellen.

Der folgende Leitfaden richtet sich darum vorwiegend an diese jüngeren Autoren mit wenig eigener Publikationserfahrung bzw. Publikationserfolg. Die einzelnen Kapitel dieses Buches müssen dabei nicht in einem Stück durchgelesen und bearbeitet werden. Man kann sich auch erst an der ▶ Übersicht orientieren und dann die jeweiligen Ausführungen für die Arbeitsschritte nachlesen, sobald diese benötigt werden. Dennoch erscheint es sinnvoll, diese Schritte im Vorfeld zu bearbeiten und einen schematischen »Fahrplan« für den eigentlichen Schreibprozess zu erstellen.

Die empfohlenen Arbeitsschritte auf einen Blick
- Ausgangspunkt: Warum publizieren? (▶ Abschn. 1.2)
- Schritt 1: Fragestellung und Hypothesen (▶ Abschn. 2.2)
- Schritt 2: Literatursuche (▶ Abschn. 2.3)
- Schritt 3: Planung zur Gliederung des Manuskripts (▶ Abschn. 2.4)
- Schritt 4: Material und Methoden (▶ Abschn. 3.2)
- Schritt 5: Ergebnisse (▶ Abschn. 3.3)
- Schritt 6: Tabellen und Abbildungen (▶ Abschn. 3.4)
- Schritt 7: Einleitung (▶ Abschn. 3.5)
- Schritt 8: Diskussion (▶ Abschn. 3.6)
- Schritt 9: Weitere Abschnitte des Manuskripts (▶ Abschn. 3.7)
- Schritt 10: Titelseite (▶ Abschn. 3.8)
- Schritt 11: Abstract/Zusammenfassung (▶ Abschn. 3.9)
- Schritt 12: Korrektur der ersten Fassung (▶ Abschn. 3.10)
- Schritt 13: Letzte Durchsicht des Manuskripts (▶ Abschn. 4.1)
- Schritt 14: Auswahl der Zeitschrift (▶ Abschn. 4.2)

- Schritt 15: Das Manuskript einreichen (▶ Abschn. 4.3)
- Schritt 16: Umgang mit Erfolg, Kritik und Ablehnung
  (▶ Abschn. 4.4)

1.2 Ausgangspunkt: Warum publizieren?

1.2.1 Sinn einer wissenschaftlichen Publikation

Wissenschaftliche Publikationen tragen im Wesentlichen dazu bei, die von einzelnen Forschern oder Arbeitsgruppen gewonnenen Beobachtungen, Ergebnisse oder intellektuellen Erkenntnisse der Mitwelt zu präsentieren und somit das menschliche Wissen zu bereichern und zu vergrößern. Wissenschaftliche Beiträge sind demzufolge die Grundlage für einen fachlichen Austausch. Außerdem bilden diese eine Plattform, um eine konstruktive Auseinandersetzung mit der jeweiligen Thematik zu ermöglichen.

Das Wesentliche einer Publikation ist natürlich deren sachlicher Inhalt und die Antwort auf eine wissenschaftliche Fragestellung. Sie dient vornehmlich

- zur Vertiefung und Erweiterung des Wissens in der Grundlagenforschung,
- zur Verbesserung des Verständnisses und der Therapie von Erkrankungen,
- zum wissenschaftlichen und somit gesellschaftlichen Fortschritt,
- und letztlich zur Freiheit der Gedanken und der Meinungsäußerung.

Dies muss nicht zwangsläufig bedeuten, dass in Publikationen ausschließlich nur erstmalige Entdeckungen und grundlegend neue Gedanken oder Ergebnisse präsentiert werden müssen. Bestätigungen und Replikationen von bereits bekannten Beobachtungen, z. B. auf der Grundlage neuerer Daten oder anderen Untersuchungsmethoden können ebenfalls von Bedeutung sein. Sie tragen dazu bei, vorhandene Erkenntnisse zu bestätigen, zu vertiefen oder auch unter anderen Gesichtspunkten neu zu interpretieren.

1.2.2 Die wissenschaftliche Publikation – eine Form der Kommunikation

Für jeden wissenschaftlich Tätigen ist es nicht nur entscheidend, etwas zu untersuchen und eine Antwort auf eine Fragestellung zu finden, sondern dies auch dem Fachpublikum mitzuteilen. Ebendiese Form der Kreativität, die mit »gleichdenkenden« Persönlichkeiten geteilt wird, kann sich sehr positiv auf die persönliche und wissenschaftliche Weiterentwicklung auswirken. Vor allem die Möglichkeit einer

Eine Publikation ist eine Form der Kommunikation.

kritischen und konstruktiven Diskussion der eigenen wissenschaftlichen Ergebnisse mit Kolleginnen und Kollegen ist ein nicht zu unterschätzender Nebeneffekt einer wissenschaftlichen Veröffentlichung.

Die Erfolgserlebnisse und Anerkennung nach der Veröffentlichung einer Arbeit können sich positiv auf das weitere wissenschaftliche Arbeiten auswirken. Publikationen sind also im Idealfall die optimale Möglichkeit für den Forscher bzw. die Forschungsgruppe, sich über geographische, kulturelle, politische und soziale Grenzen hinaus in Verbindung zu setzen und sich sogar generationenübergreifend zu bereichern.

Im Gegensatz zu diesem Idealfall kann die reale Publikationstätigkeit, die häufig unter den Zwängen von Alltag und Berufswelt stattfindet, diesen Leitbildern leider oft nur noch begrenzt nachkommen.

Publikationen als Leistungsindikator im Berufsleben.

Das wissenschaftliche Veröffentlichen ist mittlerweile ein wesentlicher Aspekt der Berufsplanung und der Verwirklichung im Arbeitsleben geworden. In den letzten Jahrzehnten ist Wissenschaft und deren Vermarktung in Form von Publikationen ein sehr bedeutender Leistungsindikator für Wissenschaftler und Mediziner geworden. Artikel und Beiträge gelten mittlerweile als »Visitenkarte« und stellen ein Kriterium bei Vertragsverlängerungen bzw. der Auswahl von Bewerbern und Forschungsanträgen dar. Ein kurzer Blick in die akademischen Stellenanzeigen ermöglicht sehr leicht die Wertschätzung von wissenschaftlichen Veröffentlichungen im gegenwärtigen akademischen Alltag.

Mit wissenschaftlichen Publikationen dokumentiert man die fachliche Fähigkeit, eine vorgegebene Fragestellung sachlich und korrekt zu bearbeiten. Zusätzlich demonstrieren wissenschaftliche Artikel sowohl die eigene Kompetenz im Zeit- und Projektmanagement als auch die persönliche Belastbarkeit. Aus diesen Gründen legen die meisten Autoren heutzutage den Schwerpunkt darauf, die durchgeführten Arbeiten möglichst schnell und in einer angesehenen Zeitschrift zu publizieren. Somit geht es im praktischen Berufsalltag oftmals nicht mehr darum, die neuesten Erkenntnisse der Fachwelt mitzuteilen, sondern eher, die eigenen Interessen zu wahren und seinen Einflussbereich zu erweitern.

> **Die zunehmende Bedeutung einer wissenschaftlichen Publikation als Leistungsindikator hat zu einem gestiegenen Druck geführt, möglichst schnell zahlreiche Veröffentlichungen zu generieren.**

Durch den erheblichen Leistungsdruck hat sich der Qualitätsanspruch von wissenschaftlichen Beiträgen ebenfalls sehr verändert. Forschungsarbeiten, die einschließlich ihrer wissenschaftlichen Überprüfungen früher in Jahren durchgeführt wurden, werden heutzutage in kürzester Zeit entwickelt, bearbeitet und publiziert – aber auch weil durch die Veröffentlichung einer gleichen bzw. ähnlichen Arbeit durch die »Konkurrenz« die jahrelange eigene Arbeit zunichte gemacht werden könnte.

Mittlerweile werden häufig nicht nur neue Erkenntnisse in wissenschaftlichen Beiträgen präsentiert. Oftmals erscheinen nur Bestätigungen bereits vorhandener Ergebnisse. Dies ist mittlerweile in der klinischen Medizin sehr leicht erkennbar. Dabei wird leider immer häufiger vergessen, dass eine wissenschaftliche Arbeit letztlich zu einem besseren Verständnis und Voranschreiten in Forschung und Medizin führen sollte.

1.2.3 Motivation – das Kernelement

In der Medizin sind die größten Errungenschaften, sei es die Entwicklung neuer operativer Methoden oder medikamentöser Therapien, oft nur durch das persönliche und selbstlose Engagement zahlreicher Ärzte und Naturwissenschaftler möglich geworden. Zahlreiche bahnbrechende Arbeiten konnten nur durch intensive Arbeit, auch während der Freizeit, im nicht genommenen Urlaub oder am Wochenende durchgeführt und bewerkstelligt werden.

Aber wie waren die Mitarbeiter und Autoren von zahlreichen großen Errungenschaften in der Lage, überhaupt ihre Arbeiten durchzuführen, ohne die Gewissheit zu haben, dass diese Arbeiten auch ihr persönliches Interesse voranbringen? Eine häufige Antwort lautet: Überzeugung, Idealismus, wissenschaftliche Neugier und die daraus resultierende Motivation. Obwohl man heutzutage sicherlich darüber lächeln würde, erscheint die Möglichkeit, sein eigenes Können und Wissen zum Wohle der Menschheit einzusetzen, nicht ganz unbegründet.

Motivation ist das Kernelement erfolgreichen wissenschaftlichen Arbeitens und auch des Publizierens.

Die Motivation ist auch heute noch, trotz unserer schnelllebigen und oberflächlichen Zeit, eine wichtige Komponente des Erfolges. Sie ermöglicht das aussichtsreiche Bearbeiten einer Fragestellung und erlaubt auch die Fortsetzung der wissenschaftlichen Tätigkeit trotz zahlreicher Widerstände und Hürden. Denn Hindernisse, Beeinträchtigungen oder Blockaden werden mit Sicherheit auftreten. Eine mangelnde Eigenmotivation oder vom Betreuer nur oberflächlich vermittelte Beweggründe bergen die Gefahr, dass man während des schwierigen Prozesses der wissenschaftlichen Tätigkeit beim einfachsten Hindernis enttäuscht wird oder sogar frustriert aufgibt. Aus diesem Grund ist die erste und wichtigste Frage, welche sich jeder Autor stellen sollte: **Warum** möchte man publizieren? Die jeweilige individuelle Antwort auf diese Frage ist dabei nicht das Entscheidende. Wichtig ist vielmehr, das Ziel vor Augen zu haben und trotz zahlreicher Widerstände, die während des ganzen Vorgangs auftreten werden, die Bemühungen voranzutreiben.

Bevor man erfolgreich publiziert, steht als Erstes die Frage, aus welcher Motivation heraus man überhaupt publizieren möchte.

1

1.2.4 Das Schreiben

Wissenschaftliche Manuskripte halten sich an zahlreiche akademische Gepflogenheiten. Diese Regeln unterscheiden sich je nach Fachgebiet und müssen demzufolge erlernt und beachtet werden. Es ist günstig, diese inoffiziellen Regeln bereits frühzeitig zu kennen und sich aktiv damit auseinander zusetzen.

Das Verfassen wissenschaftlicher Beiträge ist ein langwieriger Prozess. Daher ist es sinnvoll, schon vor Beginn dieser Aufgabe eine möglichst realistische Reflexion über die Fragestellung, die Zielsetzung, die Erwartungen der Leserschaft und die jeweilige fachspezifische wissenschaftliche Tradition vorzunehmen. Ein gewisses Maß an Realitätssinn, ob die wissenschaftliche Fachwelt den präsentierten Daten die gleiche Begeisterung entgegenbringen wird, die man seinen eigenen Arbeiten beimisst, kann dabei frühzeitig vor Enttäuschungen bewahren.

Trotz der Einmaligkeit jeder einzelnen Forschungsarbeit existieren grundlegende Anforderungen an wissenschaftliche Beiträge. Diese müssen jedem Autor bewusst sein und frühzeitig in den Schreibprozess mit einbezogen werden. Abhängig von der anzusprechenden Leserschaft, den Umständen, in denen das Manuskript geschrieben wurde, sowie der Schreiberfahrung des Verfassers entsteht ein individueller Ablauf des Schreibprozesses, welcher nicht durch eine strikte, vorgefertigte Reihenfolge abgearbeitet werden kann.

Ein wesentlicher Schritt, seine Forschungsarbeit zu kommunizieren, ist die schriftliche Darstellung dieser Arbeit. Für den durchaus schwierigen und komplexen Prozess der Verfassung wissenschaftlicher Beiträge gibt es leider keine allgemeingültige Anleitung. Es sind zahlreiche Phasen zwischen einer Idee und dem fertigen Manuskript zu bewältigen, welche von jedem Autor individuell durchlaufen und bearbeitet werden müssen. Eine sachlich korrekte Bearbeitung einer Fragestellung ist allerdings häufig nicht allein ausreichend, um das Begutachtungsverfahren der jeweiligen Zeitschrift zu meistern. Vor allem bei höherrangigen Zeitschriften ist es entscheidend, eine Systematisierung sowie Originalität zu bieten.

Schreiben kann erlernt werden!

In diesem Zusammenhang sind grundlegende Kenntnisse über das Schreiben von zentraler Bedeutung. Optimalerweise wird dieses Wissen im Rahmen des Studiums bereits erworben und erlernt. Allerdings sieht die Realität anders aus: In den meisten Fällen hat man sich weder in der Schule noch im Studium mit grundlegenden Prinzipien des Schreibprozesses auseinandergesetzt. In der Regel erlernt man nur zu schreiben, ohne allerdings **das Schreiben** beigebracht zu bekommen. Denn Schreiben kann erlernt werden! Selbstverständlich bedarf es zusätzlich eines Mindestmaßes an Schreibgefühl und etwas Talent, aber die Grundprinzipien der schriftlichen Niederlegung der eigenen Gedanken sind erlernbar und durch stetige Übung immer zu verbessern. Ohne ausreichend Zeit kann jedoch nicht einmal dieser notwendige Übungsprozess stattfinden, sodass beispielsweise die meisten in den Klinikalltag eingebundenen Ärzte heutzutage zwar die Notwendigkeit zu publizieren einsehen, aber nicht wissen, wie sie diese zeitverschlingende Aufgabe im Berufsalltag zusätzlich noch bewältigen sollen.

Die erzielten Forschungsergebnisse systematisch und prägnant darzustellen, ohne diese dabei zu verkürzen oder sogar zu verfremden, ist bei medizinischen Fachartikeln von entscheidender Bedeutung. Die Ausarbeitung einer Fragestellung und die Qualität der verwendeten Daten spielen selbstverständlich ebenfalls eine Rolle. Das Schreiben muss allerdings nicht unbedingt anstrengend und mühselig sein, sondern kann auch Freude bereiten.

Während des Schreibprozesses sammelt man eine Vielfalt von Erfahrungen. Dazu zählen nicht nur das bloße Verfassen von Texten und das selbstverwirklichende Gefühl der Kreativität, sondern auch die Organisation und Planung dieses Textes. Obwohl die dadurch errungenen bzw. trainierten Fähigkeiten nicht immer sogleich ersichtlich sind bzw. oft selbst gar nicht bemerkt werden, sind sie doch im weiteren privaten und beruflichen Werdegang sehr nützlich. Auch aus diesem Grund lohnt es, sich mit der Thematik des Schreibens auseinanderzusetzen.

> ❯ **Die durch den Schreibprozess erlangten Erfahrungen und Fertigkeiten können für den weiteren privaten und beruflichen Werdegang sehr hilfreich sein.**

1.3   Wissenschaftliche Texte

1.3.1   Wissenschaftliche Textarten

Allgemein

Es gibt zahlreiche Möglichkeiten, wissenschaftliche Ergebnisse zu präsentieren. Eine Differenzierung der unterschiedlichen wissenschaftlichen Textarten erscheint sinnvoll, da dementsprechend abweichende Herangehensweisen bei der Erstellung des Manuskripts genutzt werden müssen. Es sind jeweils unterschiedliche Anforderungen an Umfang, Forschungsansatz, wissenschaftliche und sprachliche Präzision sowie die Kenntnis des aktuellen Forschungsstands zu beachten. Während z. B. bei einem wissenschaftlichen Artikel die transparente Darlegung der angewandten Materialien und Methoden eine substanzielle Voraussetzung ist, liegt der Schwerpunkt bei populärwissenschaftlichen Beiträgen eher in einer einfachen sprachlichen Gestaltung der Ergebnisse und deren Vermittlung für die Allgemeinbevölkerung.

Prinzipiell kann man drei unterschiedliche wissenschaftliche Textsorten mit jeweils kennzeichnenden Stilmerkmalen unterscheiden:
- wissenschaftlicher Text zur Veröffentlichung in einem Fachjournal,
- wissenschaftlicher Vortrag und Posterpräsentation,
- populär-wissenschaftliche Texte und Vorträge.

1

Wissenschaftlicher Text für ein Fachjournal

Der wesentliche Anspruch einer wissenschaftlichen Publikation besteht darin, neue Erkenntnisse dem jeweiligen Fachpublikum mitzuteilen. Das vorrangige Medium für die genaue Darstellung der Forschungsarbeit stellt die Veröffentlichung in einem Fachjournal dar. Somit ist jeder wissenschaftliche Beitrag mit dem Ziel zu verfassen, neue Informationen zu einem speziellen Thema darzustellen oder zumindest eine neue Perspektive auf bereits bekanntes Wissen zu eröffnen.

Wissenschaftliche Beiträge können aber auch außerhalb von Fachjournalen, z. B. in **Büchern**, erscheinen. Während diese Form der Darstellung neuer wissenschaftlicher Erkenntnisse in früheren Zeiten die bevorzugte Publikationsart war, ist sie heute in den Hintergrund getreten. Die Zusammenfassung von bisher bekannten Tatsachen v. a. in Büchern, Beiträgen zu Lexika oder Übersichtsarbeiten (»Reviews«) ist jedoch keine eigene wissenschaftliche Leistung, sondern weist eher auf die Kompetenz der Verfasser zu dieser Thematik hin.

Wissenschaftlicher Vortrag und Posterpräsentation

Bei einem wissenschaftlichen Vortrag werden neue Erkenntnisse kompakt und prägnant einem Publikum mündlich präsentiert. Die Präsentation von neuen Forschungsergebnissen im Rahmen eines Vortrages unterscheidet sich maßgeblich von der schriftlichen Verfassung einer Arbeit. Nicht nur die zeitlichen Vorgaben, die häufig breitgefächerte Thematik, sondern auch die nicht immer als angenehm empfundene Situation, vor einem Publikum zu sprechen, unterscheiden sich von einer Veröffentlichung. Ein Vortrag konzentriert sich primär auf die kurze und treffende Darstellung der Ergebnisse und weniger auf die Vorstellung der angewandten Methodik.

Was in mündlichen Vorträgen häufig als Beispiel guten Stils gilt, kann in schriftlichen Beiträgen dagegen genau das Gegenteil bewirken.

Sowohl Präsentation als auch Argumentation besitzen in Vorträgen einen anderen Stellenwert. Auch die sprachliche Präzision und Herangehensweise an die Zuhörer unterliegt eigenen Regeln. Um den Hörern die inhaltlichen Konzepte darzustellen, gehören rhetorische Fragen häufig zu diesen wissenschaftlichen Vorträgen. Ebenfalls ist die Nutzung von bildhaften Wendungen und Metaphern hier häufig anzutreffen. In schriftlichen Arbeiten dagegen sind solche Stilelemente, aber auch umgangssprachliche Redewendungen, eher verpönt und möglichst zu unterlassen, da diese bei einigen Gutachtern bzw. Lesern negative Reaktionen hervorrufen können. Ein nüchterner, emotionsloser, und damit leider häufig auch trockener Präsentationsstil ist hier eindeutig zu bevorzugen.

In den letzten Jahrzehnten hat sich eine neue Form der Erstellung wissenschaftlicher Ergebnisse während Fachkongressen etabliert: die Posterpräsentation. Während mittlerweile auf Kongressen die Vorträge eher Zusammenfassungen des aktuellen Wissens zu einer Thematik darstellen, sind die Posterbeiträge Darstellungen von originalen wissenschaftlichen Arbeiten.

Unter Beachtung der jeweiligen Stilform kann eine Präsentation – sei es ein mündlicher Vortrag oder eine Posterpräsentation – in einen wissenschaftlichen Beitrag umgewandelt werden. Allerdings ist die grundlegende Voraussetzung zur Erstellung eines wissenschaftlichen Manuskripts aus einem Vortrag die Kenntnis beider Stilformen und deren konsequente Umsetzung.

Populärwissenschaftliche Beiträge

Populärwissenschaftliche Texte haben im Gegensatz zu reinen wissenschaftlichen Artikeln eine andere, meist sehr heterogene Zielgruppe. In diesen Beiträgen geht es vorrangig darum, wissenschaftliche Forschungsergebnisse möglichst eingängig an eine breite Leserschaft mit geringen bis gar keinen Vorkenntnissen zu vermitteln. Dazu muss häufig sogar auf Einzelheiten und wissenschaftliche Präzision verzichtet werden. Demzufolge sind Artikel für populärwissenschaftliche Medien wie Tageszeitungen oder Magazine keine wissenschaftlichen Arbeiten im eigentlichen Sinne. Diese Publikationsformen bedürfen eher des Verständnisses für soziale Entwicklungen bzw. Modeerscheinungen, um wissenschaftliche oder medizinische Entdeckungen zu kommunizieren. So sind z. B. Themen wie Schwangerschaft, Herz-Kreislauf- oder Krebserkrankungen immer wiederkehrende medienwirksame Themenkomplexe.

Obwohl es häufig sinnvoll ist, wissenschaftliche Ergebnisse auch für die Allgemeinheit in den jeweiligen gängigen Medien (dazu zählt auch das Radio und das Fernsehen) zu präsentieren, ist dies für die meisten jungen Wissenschaftler doch eine zu große Herausforderung. Zusätzlich ist in den meisten Fällen das Forschungsthema des aufstrebenden Wissenschaftlers so speziell, dass einer unspezifischen Leserschaft sowohl das Interesse als auch das Wissen zur Beurteilung eines solchen Themas fehlt. Ein Blick in die Presse bzw. Radio oder Fernsehen demonstriert sehr leicht die Feinheiten und Unterschiede zwischen einem populärwissenschaftlichen Beitrag und einer Fachpublikation.

1.3.2 Kategorien wissenschaftlicher Texte

Allgemein

Wissenschaftliche Beiträge lassen sich aufgrund ihrer Komplexität, der angewandten Methodik zur Beantwortung einer Fragestellung sowie der angesprochenen Leserschaft in unterschiedliche Gruppen unterteilen.

In Abhängigkeit des Schwerpunktes des Manuskripts können wissenschaftliche Arbeiten in folgende Kategorien gegliedert werden:
- Originalarbeiten,
- Fallberichte,
- Übersichtsarbeiten,
- Metaanalysen,
- Leitlinien,
- Kommentare.

1

Originalarbeiten

Die meisten Forschungsarbeiten werden als Originalarbeiten publiziert.

Originalarbeiten sind meistens auf eine sehr spezifische Fragestellung hin ausgerichtet. Die persönliche Fähigkeit, Sachverhalte systematisch und genau darzustellen, ist bei medizinischen Fachartikeln von entscheidender Bedeutung. Sie demonstrieren die fachlichen Eigenschaften des Autors, ein gezieltes und spezifisches Projekt eigenständig zu bearbeiten. Originalpublikationen sind sehr relevant für eine angestrebte Promotion oder Habilitation. Ebenfalls besitzen solche Publikationen sog. Impact-factor-Punkte, welche für die leistungsorientierte Mittelvergabe an der jeweiligen Universität bzw. dem Institut von Bedeutung sind. Eine Originalpublikation bringt natürlich auch Vorteile bei zukünftigen Bewerbungen, da diese ein großes Engagement für die Beantwortung von ungeklärten Fragestellungen mit einem ausreichenden Organisationstalent sowie fachliches Wissen signalisiert.

Fallberichte

Fallberichte sind sehr hilfreich und stellen den wichtigsten wissenschaftlichen Übungstext für den Anfänger dar, da sie leicht und schnell zu schreiben sind.

Fallberichte sind meistens selbsterklärende kleine Manuskripte, welche sich mit ungewöhnlichen bzw. seltenen Situationen, Erkrankungen oder beobachteten Effekten befassen. Obwohl Fallberichte in der Regel keine Impact-factor-Punkte für die Klinik oder das Institut einbringen, sind sie doch von entscheidender Bedeutung, da sie für den ungeübten wissenschaftlichen Mitarbeiter sehr leicht zu schreiben sind.

Übersichtsarbeiten

Übersichtsarbeiten sind ausführliche, umfassende und doch detaillierte Manuskripte, welche sich mit einem spezifischen wissenschaftlichen Gegenstand auseinandersetzen. Das Verfassen solcher Arbeiten erfordert fundierte Kenntnisse des jeweiligen Fachgebietes und der dazu relevanten Literatur. Für Anfänger ist diese Art von Manuskript sicherlich nicht geeignet.

Im angloamerikanischen Raum werden mittlerweile von jungen Assistenten solche Übersichtsarbeiten geschrieben. Allerdings muss man sich immer vor Augen halten, dass diese jungen Assistenten in den meisten Fällen keine detaillierten Grundkenntnisse dieser Thematik haben und mehr oder weniger die bereits vorhandene Literatur bearbeiten und kommentieren.

Für nichtetablierte Jungforscher ist der Aufwand bei der Bearbeitung einer solchen Übersichtsarbeit oft viel zu hoch und zu umfangreich. Zudem werden solche Arbeiten meistens von den Gutachtern einer Zeitschrift nicht ernst genommen, wenn sie nicht von einem ausgewiesenen Experten verfasst wurden. Daher sollten Übersichtsarbeiten den erfahrenen älteren Kollegen mit einem fundierten Wissen über diese spezielle Thematik vorbehalten bleiben. In der Regel sind es sogar die Verlage bzw. Herausgeber der jeweiligen Zeitschrift, welche die entsprechenden Experten zu einem »Review« auf einem bestimmten Gebiet einladen. Die Qualität von Übersichtsarbeiten ist in der Regel sehr hoch, da sich die Autoren bewusst sind, dass Übersichtsarbeiten im Gegensatz zu kurzlebigen Originalarbeiten als Aushängeschild der Autoren dienen und häufig über Jahre hinweg gelesen und zitiert werden.

Obwohl Übersichtsarbeiten in der wissenschaftlichen Welt recht angesehen sind, bringen sie für die einzelne Person oft keine wesentlichen Vorteile. An vielen Universitäten zählen solche Publikationen nicht für eine angestrebte Promotion oder Habilitation. Ebenfalls erzielen Übersichtsarbeiten häufig keine Impact-factor-Punkte für die leistungsorientierte Mittelvergabe an der jeweiligen Universität bzw. dem Institut. Auch bei Bewerbungen können Übersichtsarbeiten hinderlich sein, da man sich dadurch als Theoretiker oder »Schreibtischwissenschaftler« ausweisen könnte, falls man nicht durch zusätzliche Originalarbeiten seine Kompetenz zur eigenständigen und kreativen wissenschaftlichen Arbeit demonstrieren kann. Zudem können Übersichtsarbeiten leicht als Anmaßungen ausgelegt werden, wenn darin ein bislang nicht ausgewiesener Kollege meint, über ein Thema zu schreiben, auf dem etablierte Kollegen bereits ihre eigenen Ansprüche geltend gemacht haben und entsprechend unangetastet lassen wollen.

> **Übersichtsarbeiten sind sehr aufwendige Beiträge und sollten Experten auf dem jeweiligen Gebiet vorbehalten bleiben.**

Metaanalysen

Ein ähnliches Prinzip wie bei den Übersichtsartikeln gilt auch für die Metaanalysen, welche eine ausführliche wissenschaftliche Beurteilung und Bewertung einzelner Studien darstellen. Diese Form der wissenschaftlichen Beiträge ist einer der Eckpfeiler der »evidence-based medicine«.

Um eine Metaanalyse zu bearbeiten, benötigt man bedeutende Erfahrung in der Auswertung und Beurteilung von Studien und Untersuchungen. Da es sich meistens um statistische Bewertungen von wissenschaftlichen Arbeiten handelt, müssen auch hervorragende Kenntnisse im Bereich der medizinischen Informatik und Biostatistik vorhanden sein. Mittlerweile existieren spezialisierte Institute, die solche Metaanalysen mit einem hohen personellen und finanziellen Aufwand betreiben.

❯ Metaanalysen werden mittlerweile in der Medizin hoch angesehen, sind aber für den einzelnen Autor ohne hervorragende Kenntnisse im Bereich der medizinischen Informatik und Biostatistik fast nicht zu bewerkstelligen.

Solche Arbeiten bringen keine wesentlichen Vorteile für Studenten und junge Assistenten. Auch sind solche Publikationen nicht für eine angestrebte Habilitation relevant. Ebenfalls erhalten Metaanalysen häufig keine Impact-factor-Punkte für die leistungsorientierte Vergabe von Forschungsgeldern an der jeweiligen Universität bzw. dem Institut.

> **Metaanalysen bringen keine wesentlichen Vorteile für Studenten und junge Assistenten**

1

Leitlinien

Leitlinien sind systematische Übersichten, welche von Fachexperten entwickelt wurden, um die Entscheidungsfindung im Gesundheitswesen tätiger Personen zu unterstützen und zu erleichtern. Das eigentliche Ziel von Leitlinien besteht darin, dass eine angemessene Versorgung in bestimmten klinischen Situationen empfohlen wird. Dadurch soll die Transparenz medizinischer Entscheidungen gefördert und das aktuelle Wissen in die klinische Praxis umgesetzt werden.

Leitlinien und Leitlinientexte sind für einzelne Autoren und nicht ausgewiesene Experten ungeeignet.

Eine Leitlinie wird häufig aufgrund der Bewertung systematischer Übersichtsarbeiten nach dem Prinzip der »evidence-based medicine« entwickelt. Während Metaanalysen sich mit einer speziellen Fragestellung beschäftigen, zielen Leitlinien eher darauf hin, die klinische, diagnostische und therapeutische Situation möglichst kompakt abzubilden. Dieser Publikationstyp ist für einzelne Autoren ungeeignet und wird meist von erfahrenen Expertengruppen erstellt.

Kommentare

Um die Bedeutung einzelner wissenschaftlicher Arbeiten noch einmal zu betonen oder herauszuheben, werden Wissenschaftler von den Herausgebern der Zeitschriften manchmal gebeten, kurze Kommentare zu diesen Arbeiten zu verfassen. Zu diesen Kommentaren wird man in der Regel eingeladen. Die Arbeit wird darin noch einmal kurz zusammengefasst und mit zusätzlichen eigenen Gedanken oder auch Kritikpunkten versehen, von denen man meint, dass diese in der Originalarbeit zu kurz gekommen seien.

Im Gegensatz zu diesen eingeladenen und somit meist positiven Kommentaren (»invited commentaries«) stehen die unaufgeforderten Kommentare, oft als »letter to the editor« deklariert, die manchmal auch aus Unmut und Widerspruch gegen eine in dem Journal veröffentlichte Arbeit geschrieben werden. Es bleibt dem Editor überlassen, diese Kommentare anzunehmen. Die Verfasser müssen sich allerdings im Vorfeld genau überlegen, worauf sie sich einlassen. Unerfahrene Kollegen sollten auf jeden Fall davon Abstand nehmen.

Ein daraus resultierender Expertenstreit unter ausgewiesenen Kollegen kann jedoch manchmal interessanter und lehrreicher sein als die eigentlichen Originalarbeiten.

1.4 Kriterien eines Manuskripts

1.4.1 Allgemein

Qualitätskriterien während des gesamten Schreibprozesses berücksichtigen.

Jedes Manuskript besitzt einige Kriterien, welche zur objektiven Evaluierung der Qualität der beschriebenen Forschungsarbeit angewendet werden können. Während eine wissenschaftliche Arbeit geschrieben wird, sollte der Schreibprozess immer durch diese Kriterien begleitet werden (◘ Abb. 1.1).

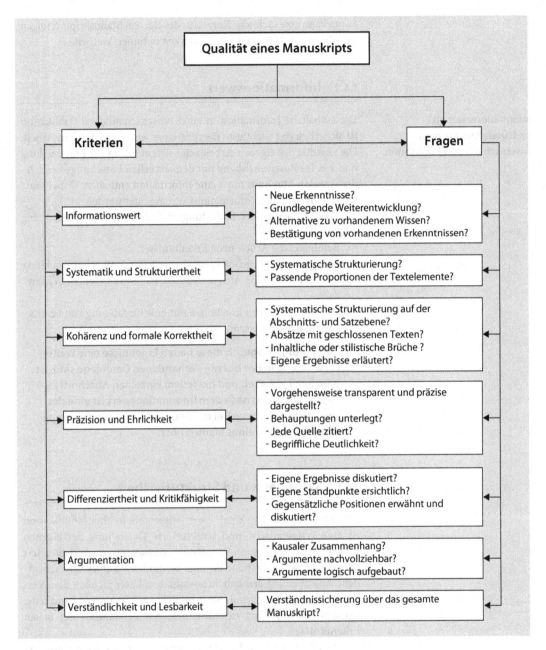

Abb. 1.1 Kriterien eines Manuskripts, welche die Qualität beeinflussen

Es ist sehr wichtig, diese Besonderheiten einer Publikation möglichst frühzeitig zu kennen, da sie einerseits als Richtlinie beim Verfassen einer wissenschaftlichen Arbeit genutzt werden können und andererseits auch den Gutachtern des Manuskripts als Bewertungsmaßstab dienen. Diese Einflussgrößen sollten immer ausgiebig genutzt werden, um die eigene Arbeit kritisch zu hinterfragen (**Abb. 1.1**).

Somit kann eine sachliche Korrektur des eigenen Manuskripts erfolgen und damit die Aktualität und Lesbarkeit optimiert werden.

1.4.2 Informationswert

Informationswert als bedeutendstes Element wissenschaftlicher Publikation.

Die enthaltene Information in einer wissenschaftlichen Publikation ist sicherlich das wichtigste Element einer wissenschaftlichen Arbeit. Die Qualität der eigenen Arbeit zeigt sich in Bezug zur Fragestellung und v. a. im Zusammenhang mit dem aktuellen Forschungsstand. Jeder einzelne Abschnitt muss eine Information enthalten. Dabei muss v. a. auf einen hohen Informationswert geachtet werden.

Von entscheidender Bedeutung sind in diesem Zusammenhang folgende Fragen:

- Beinhaltet die Arbeit neue Erkenntnisse?
- Sind die neuen Ergebnisse eine grundlegende Weiterentwicklung bzw. stellen sie eine Alternative zu bereits vorhandenem Wissen dar?
- Sind die erhaltenen Ergebnisse nur eine Bestätigung von bereits vorhandenem Wissen?

> **Die ständige Frage, ob diese neuen Ergebnisse eine Weiterentwicklung in der bislang vorhandenen Datenlage sind, ist prinzipiell jederzeit und bei jedem einzelnen Abschnitt zu stellen. Die Frage nach dem Informationswert ist eine der wichtigsten Faktoren bei der Entscheidung über Annahme oder Ablehnung eines Manuskripts.**

1.4.3 Systematik und Strukturiertheit

Ein bedeutendes Merkmal einer wissenschaftlichen Publikation ist eine systematische und strukturierte Darstellung der eigenen Arbeit. Jede Information ist adäquat, transparent und strukturiert dazustellen. Die durchdachte und methodisch aufgebaute schriftliche Ausarbeitung ermöglicht sowohl dem Leser als auch dem Verfasser eine logische und nachvollziehbare Argumentationskette. Diese wiederum führt zu einem besseren Verständnis der neuen Erkenntnisse.

Die folgenden Gesichtspunkte müssen beim Verfassen eines Manuskripts unbedingt berücksichtigt werden:

- Ist die beschriebene Vorgehensweise systematisch und nachvollziehbar dargestellt?
- Existiert eine systematische Strukturierung auf der Makroebene (Einleitung, Material und Methoden, Ergebnisse, Diskussion)?
- Sind die Proportionen der einzelnen Textelemente passend?

Es hilft also wenig, einen eventuell nur unzureichenden Ergebnisteil dadurch zu kompensieren, dass man dem Manuskript eine besonders ausführliche Einleitung bzw. eine durch die wenigen Ergebnissen keineswegs gerechtfertigte seitenlange Diskussion entgegenstellt. Dies wird von den Gutachtern in der Regel negativ registriert. Auch führt eine konfuse und nicht strukturierte Darstellung der Ergebnisse schnell zum Desinteresse bzw. zu einer negativen Haltung beim Gutachter und Leser. In den meisten Fällen wird das Manuskript schon aus diesen Gründen von den Herausgebern/Gutachtern bereits im Vorfeld abgelehnt.

> Eine systematische und strukturierte Darstellung ermöglicht eine logische und nachvollziehbare Argumentationskette und führt zu einem hohen Informationswert.

1.4.4 Kohärenz und formale Korrektheit

Obwohl eine Strukturierung und formale Korrektheit der wissenschaftlichen Arbeit für zahlreiche Autoren nur als von untergeordneter Bedeutung wahrgenommen wird, ist sie dennoch ausschlaggebend, um eine gelungene Publikation zu gewährleisten. Die inhaltliche Kohärenz der einzelnen Abschnitte ist von wesentlicher Bedeutung, um eine strukturierte Darstellung der eigenen Arbeit zu ermöglichen. Die zusammenhangslose Präsentation von mehreren Informationen in einem Abschnitt erschwert die Argumentationskette und hinterlässt beim Leser bzw. Gutachter ein verwirrtes Bild der wissenschaftlichen Arbeit und des Autors.

Demzufolge gilt es, folgende Aspekte zu beachten:

- Besteht eine systematische Strukturierung auf der Abschnitts- und Satzebene?
- Stellen die einzelnen Abschnitte geschlossene Texte ohne inhaltliche oder stilistische Brüche dar?
- Werden die eigenen Ergebnisse in der Diskussion nicht nur erwähnt, sondern auch erläutert?

1.4.5 Präzision und Ehrlichkeit

Eine nachvollziehbare und präzise Gestaltung der experimentellen Vorgehensweise sowie eine transparente Darstellung der wissenschaftlichen Arbeit gelten als grundlegende Voraussetzung für die Präsentation neuer Ergebnisse. Die Methodik ist so einfach und dennoch so exakt wie möglich darzustellen, sodass der Leser dies jederzeit sowohl gedanklich als auch experimentell nachvollziehen kann. Jede Behauptung, v. a. im Zusammenhang mit vorangegangenen Ergebnissen anderer Forschergruppen, muss unterlegt und mit Literaturverweisen belegt werden.

1

Jedes Manuskript sollte darum mit folgenden Fragen überprüft werden:

— Ist die Vorgehensweise transparent und präzise dargestellt?
— Ist jede Behauptung unterlegt und jede Quelle zitiert?
— Haben alle Formulierungen die nötige begriffliche Deutlichkeit?

1.4.6 Differenziertheit und Kritikfähigkeit

Eine kritische Reflexion der eigenen wissenschaftlichen Arbeit stellt ebenfalls ein wichtiges Kriterium eines Manuskripts dar. Dieser Aspekt wird bei zahlreichen Autoren, v. a. von jüngeren Wissenschaftlern, häufig als untergeordnet wahrgenommen. Dabei ist die kritische Reflexion der eigenen Ergebnisse der wesentliche und ausschlaggebende Faktor, ob eine Arbeit angenommen wird oder nicht. Sie wird, häufig auch unbewusst, als Qualitätsmerkmal der Autoren sowie von deren Arbeit angesehen.

Differenziertheit und Kritikfähigkeit sind die wesentlichen Aspekte, die in den Augen der Gutachter und der Leser eine Arbeit hervorheben.

Dabei sind folgende Aspekte zu beachten:

— Auch gegensätzliche Positionen müssen erwähnt und diskutiert werden.
— Sind die im Manuskript vorgestellten Arbeiten lediglich beschrieben oder auch diskutiert worden?
— Zu den Theorien müssen auch die eigenen Standpunkte ersichtlich sein.
— Bei diskutierten Forschungsergebnissen muss, auch im Falle von kontroversen Ansichten, die Form einer konstruktiven Kritik ersichtlich sein.
— Eine inhaltliche aufbauende Weiterentwicklung der bislang veröffentlichten Ergebnisse zu der Thematik ist ebenfalls anzustreben.

1.4.7 Argumentation

Die erhobenen Ergebnisse müssen zwangsläufig mit bereits vorhandenem Wissen in Verbindung gebracht werden. Ein entscheidender Parameter zum Verständnis der Bedeutung einer wissenschaftlichen Arbeit sind die jeweiligen Argumentationen.

In unserer täglichen mündlichen Kommunikation sind Argumentationen überall anzutreffen, auch wenn wir dies häufig nicht wahrnehmen. Beim Verfassen einer schriftlichen Arbeit wird dieser Aspekt jedoch häufig vernachlässigt oder als selbstverständlich vorausgesetzt. Die präsentierte Gedankenfolge muss dem Leser den Eindruck vermitteln, dass die Argumentation und die daraus resultierenden Schlussfolgerungen zwangsläufig so sind und dass es keine Alternative gab, als mit dem nächsten präsentierten Argument oder der Folgerung fortzufahren.

Diesbezüglich sind folgende Aspekte zu beachten:

- Existiert ein kausaler Zusammenhang zwischen einmal beobachteten und experimentell reproduzierbaren Ergebnissen?
- Sind die vorgetragenen Argumente in logischer Weise und leicht nachvollziehbar aufeinander aufgebaut?

Die logische Argumentationskette im Zusammenhang mit der strukturierten und methodischen Darstellung bildet das Grundgerüst jeder wissenschaftlichen Arbeit.

1.4.8 Verständlichkeit und Lesbarkeit

Jede wissenschaftliche Arbeit muss, trotz aller inhaltlichen Komplexität, leicht verständlich sein. Die Verständlichkeit erleichtert die Lesbarkeit und somit auch die Wahrscheinlichkeit, dass die Arbeit vom jeweiligen Leser leicht erfasst und bewertet wird.

Auch wenn die zu vermittelnde Information der wichtigste Bestandteil einer Publikation ist, ist die Verständlichkeit bzw. Lesbarkeit ein entscheidender Faktor, welcher für die Annahme einer Arbeit zur Publikation entscheidend sein kann. Die Verständnissicherung muss über das gesamte Manuskript erfolgen. Während der Informationswert durch die wissenschaftliche Methode an sich gesichert ist, ist die Verständlichkeit bzw. Lesbarkeit durch das Verfassen der Texte zu erlangen. Dieser Schreibprozess kann erlernt und trainiert werden.

Ein Text, der nicht verstanden wird, hat keinen Informationswert.

1.5 Wissenschaftliche Zeitschriften

1.5.1 Allgemein

In den letzten Jahren hat sich die Medienlandschaft der naturwissenschaftlichen und medizinischen Literatur stark gewandelt. Durch den Erfolg und die Akzeptanz des Internets ist es mittlerweile möglich geworden, wissenschaftliche Beiträge auch ohne einen großen Verlag einem breiten Publikum zugänglich zu machen. Ebenfalls wurden die strikten Copyright-Gesetze, bei denen der Autor alle Rechte seiner Arbeit an den jeweiligen Verlag überschreiben musste, von immer mehr Autoren kritisiert. Dies hatte zur Folge, dass zahlreiche Angebote im Internet in Erscheinung getreten sind, wo die Rechte der Arbeit bei den Autoren bleiben und der Beitrag für alle frei zugänglich ist (»open access«). Diese Entwicklung wurde zusätzlich von zahlreichen nationalen Gesetzen unterstützt, welche den Autoren von staatlich finanzierten Arbeiten, insbesondere amerikanischer und britischer Kollegen an den jeweiligen staatlich geförderten medizinischen Forschungszentren, eine Übertragung der Veröffentlichungsrechte an Privatfirmen untersagte. All dies hat dazu geführt, dass einerseits die medizinischen Verlage die Option des »open access« übernommen haben und sich andererseits Verlage gegründet haben, welche sich auf dieses Geschäftsmodell spezialisierten.

Diese Vielfältigkeit an Publikationsmöglichkeiten hat einerseits zu einer fast unüberschaubaren Anzahl an verfügbaren Zeitschriften in der Medizin und den Naturwissenschaften geführt, andererseits aber auch dazu beigetragen, sehr spezialisierte Journale innerhalb eines Fachgebietes zu gründen und zu etablieren.

1.5.2   Grundsätzliche Kategorien von Zeitschriften

Nationale und internationale Zeitschriften

Prinzipiell können wissenschaftliche Zeitschriften, abhängig von den entsprechenden Bedürfnissen der jeweiligen Leserschaft, in mehrere Kategorien unterteilt werden.

Internationale Zeitschriften Internationale Zeitschriften erscheinen weltweit und beinhalten wissenschaftliche Artikel meistens in englischer Sprache. Diese Zeitschriften werden von einem sehr breiten Publikum gelesen. Demzufolge behandeln diese Zeitschriften meistens grundlegende Themen. In diese Kategorie zählen auch die Publikationsorgane unterschiedlicher Fachgesellschaften, welche sich zum Teil auch mit einer äußerst speziellen Thematik auseinandersetzen.

Nationale Zeitschriften Nationale Zeitschriften erscheinen meistens in der jeweiligen Landessprache und regional. Durch die Verbreitung des Internets sind solche Zeitschriften, abgesehen von einer möglichen Sprachbarriere, mittlerweile auch weltweit zu lesen. Diese Zeitschriften befassen sich häufig mit regionalen Problemen und dienen heutzutage primär der Fort- und Weiterbildung. Zeitschriften wie das Deutsche Ärzteblatt weisen inzwischen in ihrer englischsprachigen Ausgabe sogar einen akzeptablen »impact factor« auf.

Zeitschriften unterteilt nach den Auswahlkriterien der Manuskripte

Eine Unterteilung der Zeitschriften nach den jeweiligen Auswahlkriterien der Manuskripte kann ebenfalls vorgenommen werden.

Praktische Zeitschriften Diese Zeitschriften erscheinen häufig auch regional und in der jeweiligen Landessprache. Auf nationaler Ebene dienen diese meistens zur Fort- und Weiterbildung der ärztlichen Kollegen und publizieren nur selten originale Forschungsbeiträge. Vielmehr beinhalten diese Journale praktische Hinweise oder auch Kongressberichte bzw. Zusammenfassungen und Kommentierungen von praxisrelevanten Forschungsarbeiten. In der Regel gibt es keine strikten Formatvorgaben für eingereichte Manuskripte. Demzufolge ist es ratsam, sich ein paar vergleichbare Artikel aus dieser Zeitschrift zu besorgen und zu analysieren.

Zeitschriften mit Gutachterverfahren Internationale Zeitschriften mit Gutachterverfahren erscheinen auf Englisch und sind überregional verfügbar. Diese Gruppe der Zeitschriften stellt das primäre Anlaufziel wissenschaftlicher Originalarbeiten dar. Die Einreichung erfolgt heutzutage meistens über das Internet, wobei die Zeitschriften ein striktes Format vorgeben. Die eingereichten Manuskripte werden von mindestens zwei voneinander unabhängigen Gutachtern bewertet (»Peer-review-Verfahren«), welche dem Herausgeber der Zeitschrift dann ihre Empfehlung abgeben.

Zeitschriften unterteilt nach dem jeweiligen Fachgebiet

Fachübergreifende Zeitschriften Fächerübergreifende Journale richten sich thematisch an eine große, breitgefächerte Leserschaft. Demzufolge erscheinen häufig Übersichtsarbeiten, die für andere Fachgebiete ebenfalls interessant sind. Manchmal werden auch Originalarbeiten publiziert, wobei diese sich an der Interdisziplinarität orientieren.

Fächerspezifische Zeitschrift Diese Zeitschriften decken das komplette Gebiet eines Faches ab. Sie publizieren häufig Originalarbeiten, wobei auch Übersichtsarbeiten angenommen werden. Das Themenspektrum ist dementsprechend weit gefächert und soll der Leserschaft einen Überblick über das ganze Fach gewährleisten.

Spezialisierte Fachzeitschriften Solche Journale sind häufig zwar einem medizinischen bzw. naturwissenschaftlichen Fach zuzuordnen, behandeln aber primär Themen, die sich mit einem gezielten Aspekt des Faches auseinandersetzen. Derartige Zeitschriften veröffentlichen meist Originalarbeiten mit einem Gutachterverfahren und richten sich an eine spezielle Leserschaft.

Die Vorbereitungen

2.1 Einleitung

Das Schreiben einer wissenschaftlichen Arbeit oder auch schon die bloße Vorstellung der Abfassung eines wissenschaftlichen Beitrages ist für unerfahrene Schreiber häufig eine abschreckende Vorstellung. Vor allem jüngere und unerfahrene Autoren sehen in der Vorbereitung einer wissenschaftlichen Publikation eine nicht zu überwindende Hürde. Hilfreich ist dabei allerdings eine effiziente und schlüssige Planung des jeweiligen Manuskripts.

Das Schreiben von Textpassagen ist an sich betrachtet ein Handwerk. Aber ohne einen konkreten Plan nutzt das Handwerk nicht sehr viel. Man muss für die Planung genauso viel Zeit verwenden wie für die Verfassung des Textes, wenn nicht sogar mehr.

Jede wissenschaftliche Arbeit beginnt mit einer zentralen Fragestellung bzw. Hypothese. Vor allem in der Planung empfiehlt es sich, diese Fragestellung kurz und prägnant zu formulieren. Beispielsweise: »Hat der zu untersuchende Faktor A eine Bedeutung bei der Entstehung oder dem Verlauf der Krankheit X?« Diese Fragestellung stellt den grundlegenden **»roten Faden«** dar, welcher sich durch das ganze Manuskript hindurchzieht.

Ist die Fragestellung klar definiert, muss nun, falls noch nicht erfolgt, eine ausgiebige Literatursuche erfolgen. Im Idealfall werden alle entscheidenden Publikationen gelesen und auch bearbeitet. Dies ist wichtig, da das Wissen dieser Arbeiten die Argumentation, welche ein wesentlicher Bestandteil der Interpretation der eigenen Daten darstellt, erst ermöglicht. Um eine effiziente Planung auch durchzuführen, ist es ratsam, die erhobenen Daten in Form einer Tabelle oder Abbildung bereits vor sich zu haben. Dabei ist nicht die äußere Form entscheidend – sie kann bei dem eigentlichen Schreibprozess noch verändert und angepasst werden. Vielmehr dienen diese Skizzen zur Veranschaulichung der erhobenen Daten und der konkreten Darstellung des »roten Fadens«.

In dieser Phase wird das Manuskript noch nicht geschrieben. Vielmehr sollte eine logische Struktur im eigenen Denken erarbeitet werden. Diese dient sowohl dem Verständnis der eigenen wissenschaftlichen Arbeit als auch der effektiven Planung des Manuskripts. Denn was man selber nicht versteht, kann man auch nicht planen.

Der folgende Leitfaden richtet sich, wie in ▶ Abschn. 1.1 dargelegt, vorwiegend an jüngere Autoren mit wenig eigener Publikationserfahrung. Dieser Leitfaden kann als orientierende Übersicht betrachtet und die jeweiligen Ausführungen für die Arbeitsschritte dann nachgelesen werden, wenn sie benötigt werden. Auf die Wichtigkeit eines schematischen »Fahrplans« für den eigentlichen Schreibprozess wurde bereits hingewiesen.

Die empfohlenen Arbeitsschritte auf einen Blick
- Ausgangspunkt: Warum publizieren? (▶ Abschn. 1.2)
- Schritt 1: Fragestellung und Hypothesen (▶ Abschn. 2.2)

- **Schritt 2: Literatursuche (▶ Abschn. 2.3)**
- **Schritt 3: Planung zur Gliederung des Manuskripts (▶ Abschn. 2.4)**
- Schritt 4: Material und Methoden (▶ Abschn. 3.2)
- Schritt 5: Ergebnisse (▶ Abschn. 3.3)
- Schritt 6: Tabellen und Abbildungen (▶ Abschn. 3.4)
- Schritt 7: Einleitung (▶ Abschn. 3.5)
- Schritt 8: Diskussion (▶ Abschn. 3.6)
- Schritt 9: Weitere Abschnitte des Manuskripts (▶ Abschn. 3.7)
- Schritt 10: Titelseite (▶ Abschn. 3.8)
- Schritt 11: Abstract/Zusammenfassung (▶ Abschn. 3.9)
- Schritt 12: Korrektur der ersten Fassung (▶ Abschn. 3.10)
- Schritt 13: Letzte Durchsicht des Manuskripts (▶ Abschn. 4.1)
- Schritt 14: Auswahl der Zeitschrift (▶ Abschn. 4.2)
- Schritt 15: Das Manuskript einreichen (▶ Abschn. 4.3)
- Schritt 16: Umgang mit Erfolg, Kritik und Ablehnung (▶ Abschn. 4.4)

2.2 Schritt 1: Fragestellung und Hypothesen

In der Regel werden wissenschaftliche Untersuchungen durchgeführt, um eine Antwort auf eine Fragestellung oder die Lösung für ein Problem zu finden. Um eine wissenschaftliche Untersuchung durchführen zu können, muss natürlich eine Frage bzw. ein Problem vorhanden sein. Folglich entstehen wissenschaftliche Arbeiten aufgrund einer Anregung bzw. einer Diskrepanz zwischen dem bislang vorhandenen Wissen und der erstrebten Erkenntnis. Dies führt zwangsläufig dazu, dass eine Frage in diesem Zusammenhang gestellt wird, welche durch die wissenschaftliche Arbeit beantwortet werden soll.

Obwohl sich der Autor des Hintergrunds und der Logik der durchgeführten Arbeit in der Regel zwar selber immer bewusst ist, ist diese bisweilen aus den Formulierungen und dem endgültigen Manuskript nicht immer ersichtlich. Aus diesem Grund ist es häufig hilfreich, ein Programm, einen Fahrplan zu erstellen. Dabei bietet sich aus systematischen und rhetorischen Gründen das **Prinzip der Frage–Antwort** an.

In diesem Zusammenhang ist vor Beginn des Schreibprozesses eine **kurze, eindeutige und einleuchtende** Antwort auf einige Fragen festzuhalten. Dabei sollte zu Beginn des Schreibprozesses immer der Fokus auf die **Hypothese** gerichtet sein, d. h. die gestellten Fragen dienen dazu, diese Hypothese sowohl gedanklich als auch sprachlich einzugrenzen. Häufig erfolgt die Beantwortung dieser Fragen nicht unbedingt in langen Textabschnitten, sondern in Tabellen oder sogar in Diagrammen. Es ist natürlich jedem selber überlassen, mit welchen Strukturen er bei der Erstellung einer Fragestellung/Hypothese am besten klarkommt. Zu Beginn der wissenschaftlichen Karriere muss

Am Beginn des Schreibprozesses steht die Hypothese.

Fahrplan erstellen mit Grundgerüst für den weiteren Aufbau der Publikation.

2

man zuerst mit allen möglichen Varianten experimentieren, um für sich das Optimale zu finden.

Die Beantwortung dieser Fragen kann als Grundgerüst zum weiteren Aufbau der wissenschaftlichen Arbeit genutzt werden. Natürlich ist die Antwort auf jede dieser Fragen nicht unbedingt im Manuskript eindeutig und ausführlich darzulegen. Vielmehr erleichtern sie dem jeweiligen Autor, den »roten Faden« in seiner Arbeit nachvollziehen zu können. Dabei ist es häufig hilfreich, die eindeutige Fragestellung immer vor Augen zu haben.

Vor Beginn des Schreibprozesses
Kurze, eindeutige und einleuchtende Antwort auf folgende Fragen:
- Welche Anregung hat die Durchführung dieser Untersuchung veranlasst?
- Wo liegt das Problem in der klinischen Praxis?
- Welche Motivation besteht für die Beantwortung der Fragestellung?
- Was war vor der durchgeführten Untersuchung bislang bekannt bzw. unbekannt?
- Welche Antworten und Aussagen wurden in Bezug auf die primäre Fragestellung erreicht bzw. gegeben?

Ein häufiges Problem eines Autors besteht darin, sich im Laufe seiner wissenschaftlichen Tätigkeit auch Unterfragen zu stellen. Häufig wird die zentrale Fragestellung mit diesen Unterfragen vermischt und bleibt für den jeweiligen Verfasser unklar bzw. nicht eindeutig. Dies merkt man auch am Manuskript. Deswegen empfiehlt es sich schon zu Beginn der Bearbeitung einer wissenschaftlichen Aufgabe, eine Priorisierung der Fragestellungen/Hypothesen anzustreben. In diesem Zusammenhang ist auch darauf zu achten, dass die Unterfragestellungen häufig nur einen Teil der Antwort der primären Hypothese darstellen. Somit lassen sich häufig diese Unterfragestellungen nur in Bezug auf die erste und wichtigste Hypothese beantworten bzw. darüber verstehen. Dieses Vorgehen ist auch beim Verfassen des Manuskripts von entscheidender Bedeutung. Die erste und primäre Fragestellung ist und bleibt immer auch die Wichtigste. Analog dazu ist natürlich die erste Antwort auf eine Fragestellung die Bedeutendste. Alles Weiterführende kann dann entsprechend darauf aufgebaut und verknüpft werden.

Schriftliche Arbeit an der Beantwortung der zentralen Fragestellung/Hypothese ausrichten.

Trotz aller möglichen Komplexität darf man auch nicht vergessen, dass ein nicht leicht zu verstehendes Manuskript nur einen geringen Informationswert für den Leser besitzt. Im günstigsten Falle kommt nach Einreichung des Manuskripts ein Kommentar der Herausgeber bzw. der Gutachter, die grundlegende Fragestellung genau im Manuskript zu definieren und die schriftliche Arbeit zur Beantwortung dieser Frage auszurichten. Denn eine präzise Darstellung der zentralen Fragestellung und eine detaillierte und genaue Herangehensweise zur Beantwortung dieser Frage ist eine grundlegende Voraussetzung jeder wissenschaftlichen Tätigkeit. Demzufolge ist es nicht verwunderlich, dass Arbeiten, in denen dies nicht klar und eindeutig als Ziel dargestellt wird, sehr leicht abgelehnt werden.

> Um die Fragestellung nicht aus dem Blick zu verlieren, könnte die Hypothese/Fragestellung in einem Satz aufgeschrieben und jederzeit eindeutig sichtbar an einem zentralen Ort (z. B. am Computer) angebracht werden.

2.3 Schritt 2: Literatursuche

2.3.1 Allgemein

Es ist natürlich selbstverständlich, dass während der Bearbeitung eines Forschungsvorhabens der gängige wissenschaftliche Stand und die aktuellen Erkenntnisse in Bezug auf die Forschungsarbeit bekannt sind. Folglich ist davon auszugehen, dass vor der Aufnahme einer wissenschaftlichen Arbeit eine ausführliche Literaturrecherche erfolgt ist. Leider ist in unserer heutigen Zeit, wo es häufig nach dem Ökonomisierungsprinzip um möglichst geringen Aufwand bei maximalem Nutzen geht, oftmals keine Zeit für eine ausführliche Literaturrecherche.

Man darf sich jedoch nicht von äußerlichem Druck beeinflussen lassen und eine wissenschaftliche Arbeit, ohne diese vorher durchdacht zu haben, schnell schreiben und einreichen. Das Prinzip »irgendwie wird es schon klappen«, weil »ich jetzt dringend eine Publikation brauche«, schafft mehr Probleme als Lösungen. Es darf niemals vergessen werden, dass eine Literaturrecherche auch zum besseren Verständnis der Fragestellung führt. Ist die Frage verständlich, so kann man effektiv auf eine Lösung zuarbeiten. Neben dem Verständnis für die wissenschaftliche Thematik dient eine ausführliche Literatursuche auch der Findung und Untermauerung von Argumenten. Argumente dienen dazu, den eigenen Gedankengang und die Lösung einfach und plausibel darzulegen. Während die Fragestellung/Hypothese die Richtung der ganzen Arbeit (bzw. des ganzen Manuskriptes) festlegt, sind die Argumente das Fundament, auf dem man die Arbeit baut.

> Erfahrene Gutachter, welche sich v. a. auch selber mit dem jeweiligen Forschungsgebiet beschäftigen und sich entsprechend auskennen, können sehr schnell wissenschaftliche und gedankliche Defizite der Autoren erkennen und auch eine schlecht durchgeführte Literatursuche aufdecken. Dies führt zwangsläufig zur schnellen Ablehnung der Manuskripte.

2

Eine Literatursuche soll sowohl effektiv als auch effizient sein.

Vor dem eigentlichen Verfassen der Arbeit muss eine Literaturdatenbank angelegt werden. Elektronische Literaturverwaltungsprogramme wie z. B. Endnote, Reference Manager, Citavi u. a. können dabei sehr hilfreich sein. Man sollte mindestens in Medline (PubMed) und einer weiteren Datenbank (z. B. Web of Science oder Embase) nach relevanten Artikeln suchen. Es ist selbstverständlich, dass für eine Kasuistik weniger Literaturstellen benötigt werden als für eine Originalpublikation.

2.3.2 Vorgehen bei der Literatursuche

Das beste Vorgehen bei einer Literatursuche, v. a. bei neuen und größtenteils unbekannten wissenschaftlichen Fragestellungen, ist ein schrittweises Vorgehen vom Allgemeinen zum Speziellen.

Die Suche nach relevanter Literatur ist im Wesentlichen abhängig von:

- der wissenschaftlichen Problematik,
- Vorkenntnissen zu der zu bearbeiten wissenschaftlichen Fragestellung,
- Erfahrung in der Suche von Literaturstellen:
    - technischer Zugriff auf Internet-Datenbanken bzw. Bibliotheken,
    - praktische Kenntnisse zur Literatursuche in Internet-Datenbanken bzw. -Bibliotheken

Eine effiziente Literatursuche kann erlernt und geübt werden. Je mehr und früher man sich mit den unterschiedlichen Formen auseinandersetzt, umso leichter fällt dann die Literatursuche und Literaturbeschaffung im Falle einer vorgegebenen wissenschaftlichen Fragestellung.

> **❯** **Wenn eine klar definierte wissenschaftliche Fragestellung feststeht, ist eine Literatursuche in mindestens 2 unterschiedlichen Datenbanken durchzuführen. Dabei ist zu beachten, dass die Literaturdatenbanken sich unterscheiden. So würde es z. B. Sinn machen, in einer englischen und einer deutschen Datenbank zu suchen. Ebenfalls müssen relevante Artikel aus den bisherigen Publikationen vorgemerkt und besorgt werden.**

2.3.3 Literatursuche

Idealerweise sind heutzutage die gängigen Datenbanken zur Findung von Literaturquellen bereits bekannt.

Allgemeine Suche in Enzyklopädien, Wörterbüchern oder Datenbanken Heutzutage bestehen zahlreiche Möglichkeiten, sowohl in gedruckten Werken als auch im Internet nach Stichwörtern zu suchen. Dabei ist die Nutzung von Suchmaschinen im Internet allerdings mit besonderer Achtsamkeit vorzunehmen. Einerseits wird man je nach benutztem Algorithmus der Suchmaschine mit einer Flut von z. T. auch irrelevanten Informationen und Suchergebnissen konfrontiert, während die wirklich benötigten Informationen gar nicht angezeigt werden. Andererseits ist häufig die Quelle bzw. die Relevanz und Aktualität nicht immer gewährleistet.

Allgemeine Suche in Lehrbüchern Hierbei empfiehlt sich der Beginn der Suche in der deutschsprachigen Literatur. Neben der Möglichkeit, weitere Literaturstellen in den jeweiligen Buchkapiteln zu finden, ermöglicht das Lesen von Lehrbüchern auch das Erlernen und Erfassen von Grundkenntnissen. In den Lehrbüchern wird man allerdings selbst in den neueren Ausgaben immer nur die Grundlagen finden können. Aktuelle Forschung beginnt jenseits der Lehrbücher.

Allgemeine Suche in Bibliotheken und Bibliothekskatalogen Für allgemeine Themen lohnt sich häufig sogar ein Gang zur örtlichen Stadtbibliothek. Falls die Thematik sehr speziell ist, kann man auch Spezialkataloge bzw. Kataloge an der Universität oder an der örtlichen Bibliothek durchsehen. Fast alle Bibliotheken verfügen heutzutage über OPAC (Online Public Access Catalogue), welches die Suche in den örtlichen Katalogen sehr erleichtert.

Spezielle Suche in Literaturdatenbanken Spezifische Literaturdatenbanken sind heutzutage entweder über CD-ROM oder über das Internet verfügbar. Da die meisten Literaturdatenbanken kommerzieller Natur sind, muss man bei einer Online-Literaturrecherche ggf. die Kosten überprüfen. Ebenfalls können Literaturdatenbanken, da die dokumentierte Erfassung von wissenschaftlichen Beiträgen häufig erst seit einigen Jahren besteht, nicht die Bibliothekskataloge ergänzen. Ebenfalls muss der jeweilige Inhalt einer Literaturdatenbank überprüft werden (z. B. haben einige Datenbanken nur englischsprachige Artikel in ihrem Bestand).

> Kosten bei Online-Literaturrecherche im Auge behalten.

Literaturangaben in einer Publikation In themenrelevanten Publikationen sind häufig die wichtigsten Artikel zu dieser Thematik bereits schon zitiert und aufgelistet worden. Somit empfiehlt es sich, eine Publikation genau durchzulesen und sich die jeweiligen Artikel bzw. deren Zusammenfassungen zu besorgen, um zu entscheiden, ob diese Beiträge für die eigene wissenschaftliche Arbeit relevant sind.

2.3.4 Online-Literaturdatenbanken

Die Suche von Literaturstellen ist im Zeitalter des Internets sehr einfach geworden. Mittlerweile ist die Online-Suche die primäre Quelle der Beschaffung von wissenschaftlicher Literatur. Im Laufe der letzten

> Die Online-Suche ist heute die primäre Quelle zur Beschaffung von wissenschaftlicher Literatur.

Jahre hat sich auf Initiative von öffentlichen und privaten Institutionen eine große Reihe von Online-Datenbanken etabliert, um die gestiegenen Anforderungen der Wissenschaftler zu befriedigen.

Neben den öffentlichen Institutionen sind auch private Firmen und Verlage sehr aktiv in der Bereitstellung von Literaturangaben über das Internet. Der Trend zu einer elektronischen Bibliothek hat eine Vielzahl von öffentlichen und privaten Datenbanken initiiert. In den Bibliotheken sind auch aus Kostengründen mittlerweile immer weniger gedruckte Exemplare der jeweiligen Zeitschrift vorhanden. Vielmehr können die Benutzer sich die entsprechenden Artikel auf den eigenen Computer herunterladen.

Dies hat zur Gründung von zahlreichen Journalen geführt, welche nur über das Internet zur Verfügung stehen. Aus Kostengründen sind zahlreiche Verlage dazu übergegangen, ihre Zeitschriften nur online zur Verfügung zu stellen. Allerdings werden solche Maßnahmen sehr kritisch von Seiten der Wissenschaftler bewertet. Die meisten Wissenschaftler vertrauen in diesem Zusammenhang eher auf die gedruckte Ausgabe als auf eine reine Online-Präsentation ihrer Arbeit. Vor allem die häufig gelesenen Zeitschriften sind sowohl in Papier- als auch in elektronischer Form verfügbar.

Online-Datenbanken

Allgemein Die Etablierung von Online-Datenbanken hat zu tiefgreifenden Veränderungen in der Verbreitung und Anwendung wissenschaftlicher Ergebnisse geführt. Trotz offensichtlicher Vorteile, wie z. B. der automatisierten Durchsuchung und des schnellen Auffindens der entsprechenden Thematik usw. existieren leider auch Schwachpunkte bei diesen elektronischen Datenbanken.

Die wesentlichen **Einschränkungen** von Online-Datenbanken sind v. a. folgende Punkte:

- Der Umfang der indizierten Zeitschriften variiert jeweils von Datenbank zu Datenbank. So sind z. B. deutschsprachige Artikel nicht in allen Datenbanken vorhanden.
- Der Inhalt der jeweiligen Datenbank ist nicht identisch und variiert von Anbieter zu Anbieter. Dies liegt v. a. daran, dass einige Zeitschriften zwar in der einen Datenbank vorhanden sind, aber in der anderen nicht indiziert werden.
- Die unterschiedlichen Anbieter verwenden auch verschiedene Indizierungssysteme. Vor allem durch die unterschiedlichen Schwerpunkte der jeweiligen Datenbank kann dies zu gravierenden Unterschieden führen.
- In Abhängigkeit der jeweiligen Fachgebiete existieren mehrere Datenbanken. Häufig überlappen sich die einzelnen Datenbanken nicht, sodass u. U. eine umfangreiche Durchsicht notwendig ist. Ist z. B. eine wissenschaftliche Arbeit eher im Bereich der Chemie angesiedelt, werden bei einer Literaturrecherche in Medline nicht unbedingt alle Artikel erscheinen. In solchen Fällen

kann man dann z. B. auch in speziellen chemischen Datenbanken recherchieren.

> Bei einer Suche in nur einer Online-Datenbank werden nicht immer alle wichtigen und relevanten Artikel und Beiträge gefunden. Demzufolge sollte man eine Literatursuche in mindestens 2 unterschiedlichen wissenschaftlichen Datenbanken durchführen.

Immer mindestens 2 Datenbanken zur Literaturrecherche nutzen.

Medline Medline (Medical Literature Analysis and Retrieval System Online) ist die wichtigste und auch bekannteste Datenbank im medizinischen Bereich und wird vom NCBI, dem National Center for Biotechnology Information, betrieben, welches wiederum vom renommierten amerikanischen NIH (National Institutes of Health) organisiert wird. Die Daten werden der wissenschaftlichen Allgemeinheit prinzipiell kostenfrei zur Verfügung gestellt. Zahlreiche weitere Datenbanken und Angebote nutzen dieses umfangreiche Suchmodul. Der primäre Kritikpunkt dieser ansonsten äußerst wertvollen Datenbank besteht jedoch einerseits darin, dass nicht alle Zeitschriften indiziert sind und andererseits der verwendete Indizierungsalgorithmus zu Problemen bei der Suche von Dokumenten führt. Der Zugang zu der Medline Datenbank erfolgt primär über das PubMed System (www.ncbi.nlm.nih.gov/pubmed/ bzw. www.ncbi.nlm.nih.gov/sites/entrez).

PubMed und PubMed Central Das auf Medline zurückgreifende PubMed ist mittlerweile die Standarddatenbank bei einer Literatursuche geworden. Sie wird mittlerweile auch als der Standard bei vielen Institutionen angesehen. Allerdings muss man sich immer vor Augen halten, dass diese Datenbank nicht alle Zeitschriften enthält.

PubMed ist in Zusammenarbeit von NCBI und einigen Verlagshäusern entwickelt worden und indiziert nicht nur die Artikel einer Zeitschrift, sondern stellt ebenfalls eine Online-Verknüpfung zu dieser Zeitschrift dar. Ob man allerdings Zugang zu der entsprechenden Zeitschrift hat, hängt von der jeweiligen Bibliothek und deren Subskription ab. Diese Datenbank enthält allerdings nur Artikel aus Medline sowie einiger molekularbiologischer Datenbanken. Demzufolge wird eine Literatursuche dadurch limitiert, dass PubMed nicht alle Zeitschriften enthält. Diese Datenbank ist eher für erfahrene Sucher konzipiert, und die Ergebnisse müssen bei einer wichtigen Literatursuche kritisch bewertet werden.

Das erst kürzlich etablierte PubMed Central (www.ncbi.nlm.nih.gov/pmc/) stellt ein digitales Archiv unterschiedlicher Verlage dar. Vor allem sind die Zeitschriften enthalten, die von Seiten der Verlage kostenlos online zur Verfügung stehen bzw. die im Rahmen von Open Source publiziert sind. Vor allem im Hinblick darauf, dass immer mehr Verlage nur noch Online-Journale anbieten, ist PubMed Central eine wichtige Errungenschaft, um wissenschaftliche Fachbeiträge dem Publikum kostenlos zur Verfügung zu stellen.

Embase, ScienceDirect und Scopus Embase (www.embase.com) ist eine privat finanzierte Datenbank vom Elsevier-Verlag, deren Nutzung prinzipiell kostenpflichtig ist. Zahlreiche Institutionen und Universitäten bieten über ihre Subskription einen kostenlosen Zugang an. Embase listet zahlreiche, auch fremdsprachige biomedizinische Zeitschriften und enthält demzufolge einen größeren Datensatz als Medline. Häufig werden auch publizierte Zusammenfassungen (z. B. aus Konferenzen) aufgeführt.

Zahlreiche weitere Datenbanken dieses Verlages, z. B. Sciencedirect (www.sciencedirect.com), Scopus (www.scopus.com) etc., greifen auf Embase zu. Da die Nutzung kostenpflichtig ist, empfiehlt es sich, sich vor der Nutzung bzw. Bestellung von Dokumenten mit der entsprechenden institutseigenen Bibliothek in Verbindung zu setzen.

Web of Knowledge und Current Contents Diese Datenbanken werden von dem Institute for Scientific Information (ISI) betrieben, das heute zu einem großen internationalen Medienkonzern gehört. Die Current-Contents-Datenbanken listen neben den Zeitschriftenartikeln auch Konferenzbeiträge und Editorials, sodass sich eine Literatursuche in diesen Datenbanken durchaus lohnen kann.

Diese Datenbanken sind v. a. durch die Berechnung und Herausgabe des »impact factor« des gleichen Institutes bekanntgeworden. Eine besondere Eigenart dieser Datenbank, v. a. vom Web of Knowledge (www.webofknowledge.com/), ist die Darstellung der jeweiligen Zitierungshäufigkeit der Arbeit. Obwohl es auf den ersten Blick sehr sinnvoll erscheint, dass die Häufigkeit der Zitierung der jeweiligen wissenschaftlichen Arbeit angegeben wird und man dadurch deren Bedeutung erkennen kann, wird dieses Vorgehen von zahlreichen Wissenschaftlern sehr stark kritisiert. Vor allem die Evaluation eines wissenschaftlichen Beitrages oder sogar der Zeitschrift durch die Häufigkeit der Zitierungen scheint äußerst problematisch und reflektiert nicht unbedingt die wissenschaftliche Bedeutung einer Arbeit. Hinzu kommt, dass inzwischen zahlreiche Verfahren (z. B. Hirsch-Factor) bekannt wurden, mit welchen die jeweilige Bedeutung der Autoren und deren Publikationen objektiver beurteilt werden können.

Eine Literatursuche in diesen Datenbanken erscheint trotz aller Einwände sinnvoll, da auch Beiträge und Zusammenfassungen (z. B. im Rahmen von Kongressbänden) aufgeführt werden. Allerdings ist die Nutzung und auch Bestellung von Dokumenten kostenpflichtig, und auch hier empfiehlt es sich, sich vorab mit der hausinternen Bibliothek in Verbindung zu setzen, um zu klären, ob eine Subskription zu diesem Service besteht.

Cochrane Library Die Cochrane Library (www.cochrane.de/de/die-cochrane-library oder www.thecochranelibrary.com/view/o/index.html) ist eine Datenbank der Cochrane Collaboration, eines internationalen Netzwerks von Ärzten und Wissenschaftlern. Das Ziel dieses Netzwerkes ist es, nach den Grundsätzen der evidenzbasierten Medizin die wissenschaftlichen Grundlagen für Entscheidungen im Gesundheitssystem darzustellen. Dies sind äußerst systematisch durchgeführte Übersichtsarbeiten und Metaanalysen, welche als Ziel haben, die derzeit möglichen Therapieoptionen zu bewerten.

Internet-Suchmaschinen Die Etablierung des Internets hat zu tiefgreifenden Veränderungen in der Verbreitung, Wahrnehmung und auch Anwendung von Informationen geführt. Heutzutage sind die unterschiedlichen Internet-Suchdienste ein sehr beliebtes Mittel, um schnell Informationen zu gewinnen. Allerdings ist dies sehr häufig für den wissenschaftlichen Bereich von eingeschränktem Nutzen.

Heute wird eine solche Suchanfrage auch bei konkreten therapeutischen Problemen selbst von Wissenschaftlern und Ärzten gestartet (umgangssprachlich u. a. auch als »Dr. Google« bezeichnet). Dies ist eine sehr fragliche Vorgehensweise, und die Fehlerquote einer falschen Information bzw. sogar einer falschen Behandlung liegt ziemlich hoch, auch wenn Befürworter dieser Methode die sog. »Schwarmintelligenz« hervorheben. Dies ist v. a. bei der Online-Enzyklopädie Wikipedia ersichtlich. Man geht davon aus, dass je mehr Leute einen Eintrag bearbeiten, dieser umso wichtiger und wahrhaftiger wird. Tatsächlich ist es so, dass in vielen Fällen auch wirklich korrekte Dinge in solchen Datenbanken erwähnt werden. Die Beurteilung jedoch, ob alles wirklich korrekt ist bzw. der Wahrheit entspricht, obliegt jedem Nutzer selbst. Um demzufolge den Wahrheitsgehalt einer Aussage aus dem Internet zu überprüfen, bräuchte der Nutzer eine fundierte Wissensgrundlage, um die jeweilige Bedeutung einer Aussage richtig einzuschätzen.

Es gibt natürlich spezialisierte Internet-Datenbanken von internationalen Suchmaschinen zum Auffinden wissenschaftlicher Beiträge (z. B. Google-Scholar). Allerdings ist deren Nutzung zu Beginn einer Literaturrecherche nur von eingeschränktem Wert. Der computergenerierte Algorithmus gibt oftmals auch komplett irrelevante Ergebnisse, die u. U. auch gänzlich falsche Aussagen treffen. Für eine beginnende Literaturrecherche mit einem geringen bzw. oberflächlichen Wissen kann dies zu nicht unerheblichen Fehlern führen. Aus diesem Grund sollte eine Suchanfrage über Suchmaschinen, wenn überhaupt, nur nach den Recherchen in den Fachdiensten durchgeführt werden.

Verlage

Eine Literatursuche in den jeweiligen Datenbanken der Verlage erscheint ebenfalls sehr sinnvoll. Die meisten Verlage bieten neben der Suchfunktion in Zeitschriften auch die gleichzeitige Suchfunktion in Standardbüchern an, sodass zusätzliche Informationen generiert werden können.

In den letzten Jahren sind zahlreiche weitere Verlage aufgetaucht, die ihr Angebot online aufgebaut haben. Diese Verlage produzieren keine klassischen gedruckten Zeitschriften, sondern veröffentlichen alle Beiträge im Internet. Dieser stetige Wandel hat mittlerweile zu

2

einer fast unübersichtlichen Landschaft geführt, welche nicht komplett aufgelistet werden kann. Die wichtigsten (und ältesten) Verlage, die neben ihren gedruckten Zeitschriften auch eine Online-Durchsuchung ihres Datenbestandes erlauben, sind in der ▶ Übersicht dargestellt.

Die wichtigsten Verlage, die eine Online-Durchsuchung ihres Datenbestandes ermöglichen (Auszug)
- Academic Press (www.elsevierdirect.com)
- Bentham Science (www.benthamscience.com/)
- BioMed Central (www.biomedcentral.com/)
- Elsevier-Verlag (www.elsevier.de; www.elsevier.com)
- Hindawi Publishing Corporation (www.hindawi.com/)
- Landes Bioscience (www.landesbioscience.com)
- LWW (www.lww.com)
- S. Karger Verlag (www.karger.de)
- Springer-Verlag (www.springer.com)
- Wiley (www.wiley.com oder http://onlinelibrary.wiley.com/)

Rücksprache mit der eigenen Bibliothek, um die Nutzungsrechte von Zeitschriften zu erfragen.

Allerdings sind nicht alle erschienenen Beiträge auch online bzw. kostenlos verfügbar. In diesem Zusammenhang bietet sich immer die Rücksprache mit der eigenen Bibliothek an, um zu erfahren, welche Zeitschriften für den jeweiligen Nutzer zur Verfügung stehen.

2.3.5   Elektronische Literaturverwaltung

Online-Literaturdatenbanken stellen heute die primäre Quelle wissenschaftlicher Literatur dar. Dabei besteht jedoch das Problem, die gefundene und ausgewertete Literatur möglichst zeitsparend zu verwalten. Im elektronischen Zeitalter stehen dem Wissenschaftler dazu mittlerweile einige elektronische Literaturverwaltungsprogramme zur Verfügung. Prinzipiell sind diese Programme hilfreich zur Erstellung eigener bibliographischer Datenbanken und der schnellen Verwaltung der gefundenen Literaturangaben.

Elektronische Literaturverwaltungsprogramme sind eine wertvolle Hilfe bei der Erstellung eines Manuskripts.

Jedoch wird der Hauptvorteil dieser Programme erst beim Schreiben von eigenen Texten erkennbar. Es ist sehr mühevoll, die entsprechenden Literaturzitate an der richtigen Stelle im Text zu platzieren. Ebenfalls muss die richtige und auch von den Zeitschriften geforderte individuelle Zitierweise beachtet werden. Hinzu kommt die erneute Formatierung der Literaturstellen, wenn weitere Referenzen hinzukommen bzw. geändert werden. Elektronische Literaturverwaltungsprogramme sind in diesem Zusammenhang eine wertvolle Hilfe bei der Erstellung eines Manuskripts.

Die praktische Arbeit mit solchen Programmen ist ziemlich einfach und selbsterklärend. Allerdings wird eine Einarbeitungszeit notwendig sein, um alle Möglichkeiten, die solche Programme bieten, auch erfolgreich zu nutzen.

Allgemein gibt es zwei Wege, eine Datenbank mit Hilfe solcher Programme zu erstellen.

- Die erste und einfachste Möglichkeit ist, direkt über dieses Programm in den einzelnen Datenbanken zu recherchieren. Möchte man z. B. über Endnote in PubMed recherchieren, kann man sich über einen sog. »Connect-Filter« in die Datenbank online einloggen und mit Hilfe einer Suchmaske die gewünschten Literaturangaben direkt in das Programm übernehmen. Neben allen notwendigen bibliographischen Daten (wie z. B. Titel, Autoren, Zeitschrift etc.) wird auch die Zusammenfassung, falls vorhanden, importiert.
- Die zweite Möglichkeit besteht darin, direkt in den jeweiligen Datenbanken zu recherchieren, diese in einem entsprechenden Format (häufig das Medline-Format) zu exportieren und dann in das jeweilige Literaturprogramm zu importieren.

Die Nutzung dieser Programme während des Schreibprozesses ist verhältnismäßig einfach und häufig selbsterklärend. Soll an einer bestimmten Stelle im Text eine Literaturangabe eingefügt werden, wechselt man zu dem jeweiligen Programm, wählt das entsprechende Zitat aus und fügt es in den Text ein. Wenn alle Zitate eingefügt sind, kann die Bibliographie formatiert werden. Diesbezüglich bieten die Programme zahlreiche Vorlagen entsprechend den Vorgaben der jeweiligen Zeitschrift an. Am Ende des Dokumentes erscheint dann eine Liste mit allen Literaturangaben.

Dieses Verfahren ist außerordentlich nützlich, v. a. um die Literaturangaben während der Bearbeitung des Manuskripts einzufügen, ohne sich Gedanken über die Formatierung machen zu müssen. Kurz vor dem Einreichen der Arbeit können dann die Zitierweise und die Literaturangaben entsprechend der jeweiligen Zeitschrift sehr einfach formatiert werden. Vor allem bei einer Ablehnung und einer erneuten Wiedereinreichung in einer anderen Zeitschrift erspart die Nutzung dieser Programme erheblich Zeit.

Heutzutage wird der Markt durch drei Produkte dominiert:
- Endnote,
- Reference Manager und
- ProCite.

Von diesen Programmen stellt Endnote die am häufigsten verwendete und beliebteste Anwendung dar. Diese Programme sind allerdings häufig sehr teuer, und demzufolge wird die Anschaffung sehr kritisch abgewägt. Allerdings lohnt sich eine solche Anschaffung, da sie die Erstellung von wissenschaftlichen Publikationen sehr erleichtert.

2

Die Einarbeitung in Literaturverwaltungsprogramme und deren Nutzung lohnt sich, da sie zu einer großen Erleichterung während des Schreibprozesses und zu einer immensen Zeitersparnis führt.

Wer mit dem Textverarbeitungssystem LaTeX arbeitet, kann auf das eingebaute Literaturverwaltungsprogramm zugreifen. Allerdings ist die Nutzung nicht so komfortabel wie bei den gängigen anderen Programmen und bedarf ebenfalls einer ausreichenden Einarbeitungszeit.

2.3.6   Fragen zur Literatursuche

Die Durchführung einer wissenschaftlichen Arbeit und deren schriftliche Zusammenfassung bedürfen einer ausgiebigen Literaturrecherche. Dabei können v. a. bei jungen Wissenschaftlern Probleme auftreten, da ihnen bisweilen das Verfahren einer Literaturrecherche nicht gezeigt wird, sodass sie hilflos in den beträchtlichen Datensätzen wühlen. Dies ist weder zeitlich sehr effektiv noch zielführend, da man sich in den Datenmengen heutzutage regelrecht »verlaufen« kann.

Fragen, die vor einer ausgiebigen Literaturrecherche beantwortet werden sollten
- Welches sind die thematischen Schwerpunkte der Literaturdatenbank?
- Welche Zugangsmöglichkeiten zu den ausgewählten Datenbanken existieren?
- Nach welchen Begriffen bzw. Begriffskombinationen kann in der Literaturdatenbank gesucht werden?
- Welches sind die wesentlichen Stichworte bzw. Schlagwörter, welche die zu bearbeitende wissenschaftliche Fragestellung charakterisieren? Können diese Stichwörter bzw. Schlagwörter bei der Suche nach Publikationen genutzt werden?
- Können die Suchergebnisse auch auf Datenträger gespeichert werden?
- Können die gefundenen Publikationen auch besorgt werden?

Die Suche und die Auswertung der Literatur kann am besten parallel durchgeführt werden. Dadurch werden sowohl zeitliche als auch personelle Ressourcen geschont.

Viele junge Wissenschaftler versuchen erst einmal, über das Internet und die allgemeinen Suchmaschinen eine erste Antwort auf ihre Frage zu bekommen. Allerdings ist ein solches Vorgehen nur selten von Erfolg gekrönt. Auch bei der Literaturrecherche sollte man sich, wie auch schon bei der Fragestellung/Hypothese, zu Beginn einige Fragen stellen. Die Antworten dienen eher dazu, seinen eingeschlagenen Weg nicht zu verlassen und zielstrebig und effizient an diese Datensätze heranzugehen.

2.3.7   Praktische Hinweise

- Erste Anlaufstelle einer Literaturrecherche sind die gängigen Lehrbücher. Fangen Sie mit einem aktuellen deutschsprachigen Lehrbuch an. Dadurch erlangen sie auch einen allgemeinen Überblick über die Thematik.

- Falls Sie keine Grundkenntnisse der konkreten wissenschaftlichen Problematik haben, suchen Sie in Enzyklopädien bzw. allgemeinen Datenbanken nach dieser Thematik.
- Suchen Sie in englischsprachigen Lehrbüchern nach der relevanten Thematik.
- Führen Sie eine Literatursuche in mindestens 2 unterschiedlichen Datenbanken durch.
- Die Literatursuche kann mit PubMed begonnen werden. Der wesentliche Vorteil besteht darin, dass im gleichen Zusammenhang ggf. das Manuskript online einsehbar ist.
- Eine detaillierte Suche kann dann in einer anderen Datenbank weitergeführt werden.
- Die Suche in Embase ermöglicht das Auffinden von Beiträgen in unterschiedlichen nichtenglischsprachigen Zeitschriften.
- Die Suche im Web of Science ermöglicht das Finden von Editorials und Zusammenfassungen (z. B. im Rahmen von Kongressbänden).
- Die aktuellsten Übersichtsarbeiten zu der zu bearbeitenden Thematik müssen besorgt werden. Lesen Sie diese aufmerksam durch und identifizieren Sie dort zitierte Publikationen, welche zu ihrem Thema relevant sind.
- Die Zusammenfassungen aller relevanten Publikationen müssen beschafft und bearbeitet werden. Durch die Bearbeitung dieser Zusammenfassungen kann dann entschieden werden, ob eine Publikation für Ihr Thema in Frage kommt.
- Der wissenschaftliche Text aller relevanten Arbeiten muss zur Verfügung stehen und auch genau durchgelesen werden.
- Häufig ist es nicht klar, wann eine Literatursuche zu beenden ist. Im Falle einer stufenweisen Literaturrecherche kommt der Zeitpunkt, wo wiederum nur bereits vorhandene und bekannte Literaturstellen auftauchen. Dies ist der beste Hinweis, dass eine Literaturrecherche erfolgreich war und beendet werden kann.

> Wenn nur bereits vorhandene und bekannte Literaturstellen auftauchen, war die Literaturrecherche erfolgreich und kann beendet werden.

2.4 Schritt 3: Planung zur Gliederung des Manuskripts

2.4.1 Allgemein

Der eigentliche Schreibprozess wird durch eine gute Gliederung des Manuskripts erleichtert. Eine effiziente Gliederung definiert nicht nur den jeweiligen Inhalt, sondern bereitet auch die unterschiedlichen Schreibetappen vor. Daraus folgt logischerweise, dass, je detaillierter die Gliederung ist, umso einfacher die komplette Arbeit in einzelne Handlungsschritte einzuteilen ist. Dies ist ganz besonders für große Arbeiten wie z. B. Promotionen, Monographien, Buchbeiträge etc. von Bedeutung.

> Der Schreibprozess wird durch eine gute Gliederung des Manuskripts erleichtert.

2

Für das Verfassen einer wissenschaftlichen Arbeit, die in den meisten Fällen dagegen »nur« 15–20 beschriebene Seiten umfasst, erscheint eine solche Unterteilung zunächst nicht zielführend. Dennoch sollten gerade ungeübte, junge Wissenschaftler zu Beginn der Erstellung einer wissenschaftlichen Arbeit eine solche detaillierte Gliederung erstellen. Sie erleichtert einen der ausschlaggebenden Pfeiler jeder wissenschaftlichen Arbeit: die gedankliche Klarheit. Wenn man schon zahlreiche Publikationen und wissenschaftliche Arbeiten verfasst hat, kann man eine solche Gliederung meistens vernachlässigen und ausgehend von der natürlichen Abfolge einer wissenschaftlichen Arbeit vorangehen.

Eine richtige Planung ermöglicht ein zielorientiertes Arbeiten und erhöht die Wahrscheinlichkeit für einen Erfolg.

Eine richtige Planung ermöglicht ein zielorientiertes Arbeiten und erhöht die die Wahrscheinlichkeit für den Erfolg. Dies gilt nicht nur für das alltägliche Leben, sondern v. a. für den wissenschaftlichen Bereich. Eine strukturierte Organisation ermöglicht nicht nur die erfolgreiche Durchführung des wissenschaftlichen Projektes, sondern erleichtert auch das Verfassen des dazugehörigen Manuskripts.

2.4.2 Allgemeine Gliederung in wissenschaftlichen Beiträgen

Während in monographischen Texten die Gliederung meistens dem Autor überlassen wird, ist dies bei wissenschaftlichen Arbeiten in den häufigsten Fällen vorgegeben. Obwohl sich die einzelnen Gliederungspunkte innerhalb der jeweiligen Fachdisziplinen unterscheiden können, bestehen doch zahlreiche Gemeinsamkeiten. Medizinische und naturwissenschaftliche Arbeiten orientieren sich an nachfolgendem Schema, das häufig (im angloamerikanischen Bereich) als IMRD-Schema bezeichnet wird (▶ Übersicht)

> **IMRD-Schema**
> ▬ I = »introduction«
> ▬ M = »materials and methods«
> ▬ R = »results«
> ▬ D = »discussion«

Diese grobe Unterteilung ist auf fast alle Manuskripte anwendbar. Es empfiehlt sich, jede wissenschaftliche Arbeit nach diesem Schema skizzenhaft zu gliedern. Ist die Arbeit erst fertiggestellt und wurde eine entsprechende Zeitschrift zum Einreichen ausgesucht, ist natürlich dann die jeweilige Zeitschriftenvorgabe vorrangig (▶ Abschn. 6.3).

> **Aufbau einer wissenschaftlichen Arbeit**
> ▬ Titelblatt
> ▬ Zusammenfassung (Abstract)

- Einleitung
- Material und Methoden
- Ergebnisse
- Diskussion
- Danksagung
- Finanzielle Unterstützung und Interessenskonflikte
- Literaturverzeichnis
- Tabellen und Abbildungen

Diese grobe Unterteilung einer wissenschaftlichen Arbeit variiert natürlich in Abhängigkeit des jeweiligen Artikeltyps. So ist in den meisten Fällen das Verfassen von **Fallbeispielen** wie folgt unterteilt:

- Titelblatt,
- Zusammenfassung (Abstract),
- Einleitung,
- Fallbeispiel,
- Diskussion,
- Danksagung,
- Literaturverzeichnis,
- Abbildungen.

Eine solche Gliederung ist von Vorteil beim Verfassen des Manuskripts und natürlich auch für eine kritische Beurteilung der präsentierten Daten. Allerdings reicht für eine annehmbare Vorbereitung einer Manuskripterstellung diese Gliederung nicht aus, da sie den jeweiligen Gedankengang nicht konsequent reflektiert. Solche Gliederungen können als grobe Übersichten genutzt werden, wobei sie einen detaillierten Aufbau und die Skizzierung des Manuskriptinhaltes nicht ersetzen können.

2.4.3 Vorteile einer Gliederung

Ein wesentlicher Bestandteil der Planung einer wissenschaftlichen Arbeit ist die Erstellung einer Gliederung. Diese unterteilt ein Gesamtthema in Teilthemen und ermöglicht auch die Festlegung der Reihenfolge und die Bedeutung dieser Teilthemen. Somit kann ein Gliederungsentwurf sowohl die grundlegenden Fragestellungen, die genutzten Methoden als auch die Ergebnisse und die aufgeführten Argumente verdeutlichen.

Während in Büchern, Buchbeiträgen bzw. Monographien die Gliederung als Inhaltsverzeichnis der eigentlichen Arbeit vorausgeht, ist dies für eine wissenschaftliche Arbeit sehr selten relevant. Trotzdem stellt eine durchdachte und sorgfältige Gliederung den ersten Schritt für das Schreiben eines wissenschaftlichen Manuskripts dar.

> Ein wesentlicher Bestandteil der Planung einer wissenschaftlichen Arbeit ist die Erstellung einer Gliederung.

2

> **Vorteile der Erstellung einer guten Gliederung**
> ━ Sie stellt den Leitfaden dar, anhand dessen das endgültige Schreiben der Arbeit durchgeführt werden kann.
> ━ Neue Erkenntnisse können problemlos der bereits bestehenden Gliederung der Arbeit zugeordnet werden.
> ━ Sie ermöglicht eine Selbstreflexion, ob und in welcher Weise das zu behandelnde Forschungsprojekt verstanden und bearbeitet wurde.
> ━ Darüber hinaus ermöglicht eine gute Gliederung eine Selbstreflexion der Gedankengänge und Argumentationsketten in der Beantwortung der zentralen Fragestellung der wissenschaftlichen Arbeit.

Man muss sich immer vor Augen halten, welches die eigentlichen Thesen sind und was das Ziel des jeweiligen Manuskripts darstellt.

Die analysierten Fragestellungen einer wissenschaftlichen Arbeit sind meistens vielschichtig. Dabei wird nicht nur die primäre Fragestellung/Hypothese beantwortet, sondern es werden auch zahlreiche Unterfragen bearbeitet. Entscheidend ist dabei, etwas »Licht ins Dunkel« zu bringen. Aus diesem Grund empfiehlt es sich, die jeweiligen Bestandteile der Arbeit in fachliche und in sich abgeschlossene Komponenten zu unterteilen. Diese einzelnen Bausteine können dann entsprechend der konkreten Fragestellung anhand ihrer Relevanz und Wichtigkeit angeordnet werden. Dadurch entsteht ein übersichtliches Konzept, das neben der Trennung von wichtigen und unwichtigen Bestandteilen auch die weitere Bearbeitung des Manuskripts gewährleistet. Diese einzelnen Bausteine können nacheinander bearbeitet und im Laufe der Diskussion erörtert werden.

2.4.4 Grundsätze zur Erstellung einer Gliederung – praktische Hinweise

Allgemein

Für jedes einzelne Kapitel bzw. für jeden einzelnen Paragraphen empfiehlt es sich, eine Strukturskizze anzufertigen. Dies ist entscheidend, da mit diesen Stichpunkten die jeweils wichtigsten Gedanken erst einmal festgehalten werden. Ebenfalls kann man aufgrund der Stichpunkte diese Ideen in kleine Sätze bringen und diese Sätze in einer einleuchtenden Abfolge ordnen.

> **Für jedes einzelne Kapitel bzw. für jeden einzelnen Paragraphen ist eine klare Strukturierung vorzunehmen**
> ━ Jeder Punkt muss einen eindeutigen Bezug zum Thema und der zentralen Fragestellung haben.
> ━ Probleme, die zusammengehören, sind auch gemeinsam zu bearbeiten.
> ━ Gliederungspunkte in einer gleichen Gliederungsebene müssen auf eine gleiche Weise (z. B. Argumentation) bearbeitet werden.

- Gliederungspunkte in einer gleichen Gliederungsebene sollten ebenfalls inhaltlich und schlüssig gleichbehandelt werden.
- Alle notwendigen Themenbereiche bzw. Textbausteine müssen in der Gliederung repräsentiert werden.

Strukturskizze

Der »rote Faden« muss immer durchgehend durch das Manuskript erkennbar sein. Manchmal verlieren aber selbst die Autoren diesen »roten Faden« aus den Augen, sodass dann Abweichungen von der Fragestellung in dem Manuskript die Folge sind. Dies führt zu ausufernden und längeren Abschweifungen, die den Leser meistens irritieren und aus dem Konzept bringen.

Häufig besteht das Problem, dass man die entscheidenden Aussagen nicht in eine sinnvolle Reihenfolge bringen kann. Ist dies der Fall, wäre die Erstellung eines Diagramms eine Alternative zu einer textlichen bzw. tabellarischen Vorgehensweise. Dieses Verfahren lässt sich auch bei zahlreichen Wissenschaftlern in ihren Arbeitsjournalen nachverfolgen. So haben sowohl Sigmund Freud als auch Albert Einstein immer wieder mit Diagrammen und Skizzen gearbeitet.

In einer Strukturskizze lässt sich der Text aufgrund von Strukturelementen planen. Allerdings enthält eine solche Strukturskizze keine inhaltlichen Stichpunkte, sondern lediglich die großen Grundbausteine. Nützlich wäre die graphische Darstellung auch, um die jeweilige Hierarchie dieser Bausteine besser zu verstehen (◘ Abb. 2.1).

Zusätzlich zur Strukturskizze kann man heutzutage die wichtigsten Aspekte auch mittels eines Mindmap erschließen. Dadurch kann man den Text aufgrund von Stichwörtern in eine logische Reihenfolge setzen. Allerdings erfordert dies Grundkenntnisse mit der entsprechenden Software. Natürlich können die entsprechenden Kenntnisse schnell erworben werden. Allerdings ist anhand der persönlichen Präferenzen und Arbeitsweisen die Entscheidung zu fällen, ob sich die Einarbeitung in ein neues Computerprogramm lohnt.

Neben einer Skizze, die v. a. bei molekularbiologischen Arbeiten sinnvoll ist, gibt es auch die Möglichkeit einer sog. Strukturskizze.

Stichpunkte mit Inhalt füllen

Viele Autoren haben oftmals das Problem, die Informationen einerseits nicht zusammenhängend zu präsentieren und andererseits die Interpretation sehr unschlüssig und unspezifisch zu halten.

Zwei grundlegende Fragen, die vor dem Verfassen einer Textpassage zu stellen sind

- Welche Informationen sollen in diesem Abschnitt behandelt werden?
- In welcher Reihenfolge sollen diese Informationen präsentiert werden?

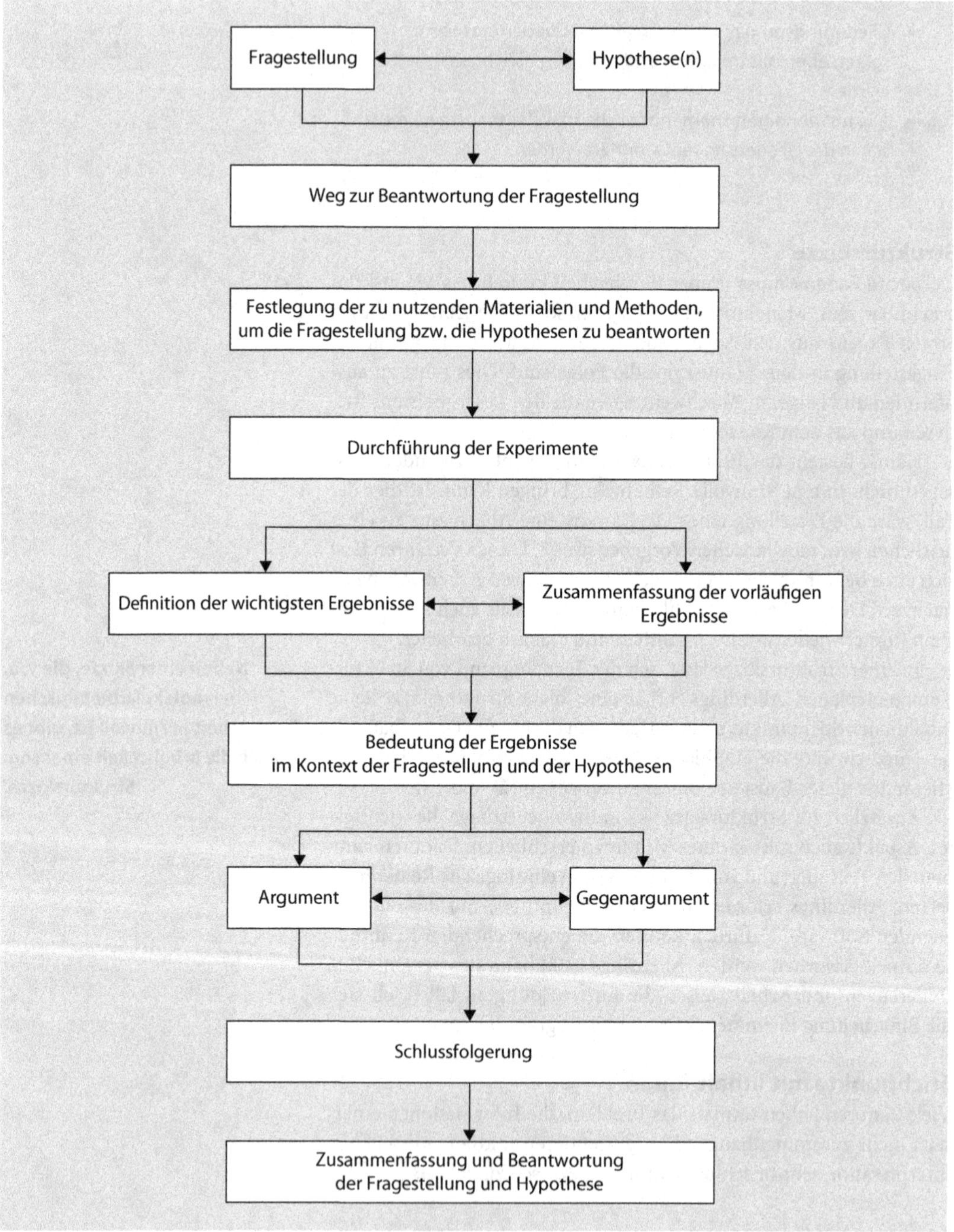

2

Abb. 2.1 Typische Strukturskizze, die für jede einzelne Textpassage angewandt werden kann

Indem man sich diese beiden Fragen stellt, kann man eine vorläufige Skizze des nötigen Inhalts anfertigen. Diese Skizze kann zu Beginn aus Stichwörtern bestehen. Danach können diese Stichwörter in kleine Sätze gefasst und untereinander aufgeschrieben werden, sodass eine logische Abfolge der jeweiligen Informationen und Diskussion entsteht.

Die Fragestellung und deren Antwort im Manuskript sichtbarer machen

Nachdem der allgemeine »Fahrplan« und die wichtigsten Stichpunkte skizziert und einleuchtend strukturiert worden sind, muss man darüber nachdenken, wie man den »roten Faden« (die Fragestellung) im gesamten Manuskript deutlicher und sichtbarer ausdrücken kann.

Diesbezüglich empfiehlt es sich, während des Verfassens der Arbeit sich bei jedem einzelnen Textabschnitt zu fragen:
- Wie hängt das nächste Kapitel mit der zentralen Fragestellung zusammen?
- Welche untergeordnete Fragestellung ist diesbezüglich zu beantworten?

Falls dies nicht beantwortet werden kann, ist die Thematik nicht eindeutig definiert. Häufig ist eine präzise Formulierung der zentralen Fragestellung auch nicht erfolgt. Dann müssen die Grenzen der Thematik erneut festgelegt werden. Ebenso ist auch eine deutlichere Formulierung der Fragestellung vorzunehmen und geeignete Unterfragen und deren Grenzen noch einmal klar zu beschreiben.

Der Leser ist diesbezüglich in den jeweiligen Textabschnitt einzuführen, indem man die übergreifende Fragestellung und den Bezug auf die Ausführungen der vorangegangenen Kapitel herstellt. Dazu gibt es etliche geeignete Formulierungen.

Präzise Formulierung der zentralen Fragestellung.

Abbildungen und Tabellen

Wenn die vorläufige Planung für das Manuskript steht, ist auf eine möglichst genaue Festlegung der jeweiligen Stichpunkte zu achten. Dabei spielen v. a. Tabellen und Abbildungen eine entscheidende Rolle, da diese die gewonnenen Ergebnisse kurz und prägnant darstellen.

Vor dem Beginn des Schreibens sollten die Abbildungen und Graphiken der wichtigsten Ergebnisse bereits vorhanden sein. Vor allem muss man sich ausgiebig Gedanken darüber machen, wie man die erhobenen Daten in einer passenden Form darstellt (◘ Tab. 2.1). Bereits im Vorfeld lassen sich bestimmte Diagrammtypen festlegen, um die Anordnung von experimentellen Ergebnissen logisch darzustellen. Diese logische Reihenfolge erleichtert das Verfassen des Manuskripts. Insbesondere im Ergebnisteil kann man sich dann leicht an der Reihenfolge der Abbildungen und Tabellen orientieren, um zu einer strukturierten Beschreibung der eigenen Forschungsarbeiten zu kommen.

Je einfacher die Abbildung und Tabelle, umso besser für die Planung des Manuskripts!

2

◻ Tab. 2.1 Zusammenhang zwischen Daten und unterschiedlichen Darstellungsformen

Datenbeziehung	Mögliche Darstellung	Anwendung	
		empfohlen für	nicht empfohlen für
Datenbeziehungen	Liniendiagramm	Originalpublikation Promotion Monographie Strukturskizze	
Datenproportionen	Kreisdiagramm bzw. Balkendiagramm	Promotion Monographie Strukturskizze	Originalpublikation
Datenvergleich	Balkendiagramm	Originalpublikation (häufig) Promotion Monographie Strukturskizze	3D-Balkendiagramm (ausgefallene Balkendiagramm sind nicht nützlich)
Klassifikation der Daten	Tabelle	Promotion (Anhang), Monographie	Originalpublikation
Komplexe Prozesse	Zeichnung und Diagramm	Promotion Monographie Strukturskizze (Übersicht)	Originalpublikation
Messwerte	Einfache Tabelle oder Liste	Promotion (Anhang) Monographie	Originalpublikation Strukturskizze (nicht besonders hilfreich)
Objektbeschreibung	Zeichnung oder photographische Darstellung	Promotion Monographie	Originalpublikation Strukturskizze
Sequenzielle Abläufe	Flussdiagramm	Promotion Monographie Strukturskizze (Übersicht)	Originalpublikation (selten; vorwiegend bei klinischen Therapieuntersuchungen anwendbar)

Vor dem eigentlichen Verfassen der wissenschaftlichen Arbeit sollten möglichst alle Tabellen und Diagramme, wenn auch nur als Skizze, vorhanden sein.

Viele Autoren sind sich in diesem Zusammenhang nicht darüber im Klaren, welche Daten in welcher Form zu beschreiben sind. Bei diesem Schritt ist allerdings nur das Vorhandensein der grundlegenden Ergebnisse von Bedeutung, um eine ausreichende Gliederung und einen »roten Faden« zu gewährleisten. Die Form der jeweiligen Abbildung oder Tabelle kann dann im eigentlichen Schreibprozess überarbeitet oder auch neu erstellt werden.

Gliederung und Erstellung eines Textabschnitts

Während die Gliederung eine grobe Unterteilung der gesamten wissenschaftlichen Arbeit in einzelne, in sich geschlossene Abschnitte darstellt, beinhaltet der Entwurf des Schreibplans die detaillierte Darstellung und Planung eines einzelnen Textabschnittes. Erfahrungsgemäß lässt sich die Gliederung sehr leicht festlegen. Viel schwieriger ist es allerdings, die einzelnen Textbausteine, das Textskelett, zu erstellen. Deshalb stellt in der Textproduktion die Festlegung des jeweiligen Textzieles den ersten Schritt dar.

> **Abhängig von der jeweiligen Zielsetzung kann dann jeder einzelner Textabschnitt bzw. Paragraph zur Beantwortung folgender Fragen herangezogen werden**
> - Soll ein wissenschaftlicher Sachverhalt beschrieben werden?
> - Soll eine Argumentation oder sogar Argumentationskette enthalten sein?
> - Sollen die Ergebnisse diskutiert werden?
> - Soll die Schlussfolgerung entfaltet und diskutiert werden?
> - Soll die Schlussfolgerung weiterentwickelt werden?

Die meisten Menschen, die etwas schriftlich niederlegen, folgen instinktiv der logischen Struktur eines Manuskripts. In der Wissenschaft sind die Sachverhalte viel klarer als bei anderen Textformen. Während bei der Prosa eine bestimmte Freiheit des Autors besteht, ist bei wissenschaftlichen Beiträgen diese Freiheit eingeschränkt, um die Sachlichkeit und Objektivität zu gewährleisten.

Das Manuskript

3.1 Allgemein

In diesem Kapitel wird die Erstellung und Bearbeitung eines Manuskripts dargestellt. Dabei sind die einzelnen Kapitel in der Reihenfolge gelistet, in welcher man ein Manuskript am günstigsten bearbeiten sollte. Mit anderen Worten: Bei der Erstellung der wissenschaftlichen Arbeit kann nach dieser Gliederung vorgegangen werden. Die eigenen Erfahrungen haben gezeigt, dass dies die beste und schnellste Variante ist, ein Manuskript in guter Qualität zu verfassen. Allerdings kann es aufgrund der individuellen Arbeitsweise immer notwendig sein, einige Abschnitte vorher oder sogar zum Schluss zu bearbeiten.

In diesem Kapitel wird nicht darauf eingegangen, wie man zu einer Idee, Fragestellung oder Hypothese gelangt. Primäres Ziel besteht darin, dem Leser dieses Praxisleitfadens möglichst ein Rezept zur Verfassung einer Arbeit zu geben. Natürlich kann man die einzelnen Kapitel auch separat bearbeiten.

Obwohl dieser Leitfaden nicht in einem Stück gelesen und bearbeitet werden muss, erscheint es sinnvoll, dennoch diese Schritte im Vorfeld zu bearbeiten und einen schematischen »Fahrplan« für den eigentlichen Schreibprozess zu erstellen.

Die empfohlenen Arbeitsschritte auf einen Blick
- Ausgangspunkt: Warum publizieren? (▶ Abschn. 1.2)
- Schritt 1: Fragestellung und Hypothesen (▶ Abschn. 2.2)
- Schritt 2: Literatursuche (▶ Abschn. 2.3)
- Schritt 3: Planung zur Gliederung des Manuskripts (▶ Abschn. 2.4)
- **Schritt 4: Material und Methoden (▶ Abschn. 3.2)**
- **Schritt 5: Ergebnisse (▶ Abschn. 3.3)**
- **Schritt 6: Tabellen und Abbildungen (▶ Abschn. 3.4)**
- **Schritt 7: Einleitung (▶ Abschn. 3.5)**
- **Schritt 8: Diskussion (▶ Abschn. 3.6)**
- Schritt 9: Weitere Abschnitte des Manuskripts (▶ Abschn. 3.7)
- **Schritt 10: Titelseite (▶ Abschn. 3.8)**
- **Schritt 11: Abstract/Zusammenfassung (▶ Abschn. 3.9)**
- **Schritt 12: Korrektur der ersten Fassung (▶ Abschn. 3.10)**
- Schritt 13: Letzte Durchsicht des Manuskripts (▶ Abschn. 4.1)
- Schritt 14: Auswahl der Zeitschrift (▶ Abschn. 4.2)
- Schritt 15: Das Manuskript einreichen (▶ Abschn. 4.3)
- Schritt 16: Umgang mit Erfolg, Kritik und Ablehnung (▶ Abschn. 4.4)

3.2 Schritt 4: Material und Methoden

3.2.1 Allgemein

Der Abschnitt »Material und Methoden« (»Materials and Methods«) wird normalerweise als Erstes geschrieben. Dies ist sinnvoll, da die Methoden von den Autoren persönlich durchgeführt wurden und somit den vertrautesten Textabschnitt des Manuskripts darstellen. Erfahrene Autoren führen diesen Arbeitsschritt bereits während der experimentellen Arbeiten durch, wobei einzelne Abschnitte des Methodenteils auch schon einmal als verkürztes Laborprotokoll dienen können. Fehler im Protokoll können dadurch jederzeit in der Laborpraxis erkannt werden.

Grundsätzlich müssen alle verwendeten Materialien und Methoden erwähnt werden.

Das Methodenkapitel ist möglichst übersichtlich und präzise zu gestalten, sodass der Leser die durchgeführten Untersuchungen nicht nur theoretisch nachvollziehen, sondern auch praktisch umsetzen kann.

3.2.2 Materialien

Chemikalien
Im Gegensatz zu einer häufigen Vorgabe bei Doktorarbeiten müssen Materialien und Methoden in wissenschaftlichen Publikationen nicht immer streng getrennt werden. Die benutzten Substanzen können mit geographischer Firmenangabe (»Firma, Ort, Land«) an der jeweiligen Textstelle bei den Methoden in Klammern angegeben werden. Da solche Klammern beim Lesen störend sein können und, im Übermaß benutzt, unübersichtlich sind, kann es jedoch, besonders bei einer größeren Anzahl von benutzten Reagenzien hier sinnvoll sein, die jeweils verwendeten Substanzen in einem eigenen Abschnitt zusammenzufassen (◘ Abb. 3.1).

Von der Benutzung von Tabellen, wie sie in Doktorarbeiten üblich sind, wird in diesem Zusammenhang abgeraten, da in Publikationen die Tabellen den Ergebnissen vorbehalten sein sollten. Ein Grenzfall ist in diesem Zusammenhang beispielsweise die Darstellung von Patientendaten (s. unten), da mit der Zusammenstellung grundlegender Patientencharakteristika bereits teilweise schon eine Analyse präsentiert wird.

Biologische Materialien
Ähnlich wie bei Chemikalien kann auch biologisches Material mit Herkunftsangabe zur besseren Übersicht in einem eigenen Paragraphen zusammengefasst werden (◘ Abb. 3.2).

Beschreibungen von experimentell genutzten Tieren sind ebenfalls im Material und Methodenteil vorzunehmen und sollten ferner folgende Angaben enthalten:
— Art und Zuchtform,
— durchschnittliches Alter,

Drugs and drug treatment

Truvada® was from Gilead Sciences. Epivir®, Combivir®, and Zidovudine (AZT) were from GlaxoSmithKline. Zidovudine was used as an aqueous solution; all other drugs were provided as pills, ground, dissolved in DMSO, and kept at −20° C as a 100 mg/ml stock solution. In the case of combination drugs (Truvada®: tenofovir:emtricitabine 3:2 (w/w); Combivir®: lamivudine: zidovudine 1.5:3 (w/w)), the total weight of effective drugs was taken. Standard drugs used for ovarian cancer treatment were prepared by the University Hospital Pharmaceutical Core Facility as ready-to-use solutions, such as those provided for cancer patients, and were used at effective concentrations of 10 µg/ml carboplatin, 50 ng/ml taxol, 1 µg/ml etoposid, 2,5 µg/ml 5-fluorouracil, 2,0 µg/ml 4-hydroperoxy-cyclophosphamide, 63 ng/ml doxorubicin, and 63 ng/ml epirubicin. Chemically pure emtricitabine and tenofovir were provided by Gilead Sciences, Foster City, CA, USA, and kept as stock solutions of 50 mg/ml in DMSO.

◘ **Abb. 3.1** Zusammenfassung der benutzten Reagenzien und deren Konzentration im Abschnitt Material und Methoden. (Aus Brüning et al. 2012)

Materials and methods

Cells and cell culture

The human breast cancer cell lines MCF7 (ATCC HTB-22) and MDA-MB-453 (ATCC HTB-131), the cervical adenocarcinoma cell line HeLa (ATCC CCL-2), the ovarian cancer cell line OVCAR3 (ATCC HTB-161), and the human B-lymphoblastoid cell line IM-9 (ATCC CCL-159) represent established human cancer cell lines and were all purchased from ATCC/LGC Standards (Wesel, Germany). Cells were cultured in RPMI-1640 medium supplemented with 10% fetal calf serum and antibiotics at 37°C in a humidified atmosphere with 5% CO_2. All cell culture reagents were from PAA, Pasching, Austria.

◘ **Abb. 3.2** Zellkulturen und Zelllinien werden häufig bei wissenschaftlichen Experimenten genutzt. Dabei ist auf eine adäquate Bezeichnung sowie auf die Bezugsquellen zu achten. Zusammenfassung der benutzten Zelllinien im Abschnitt Material und Methoden. (Aus Klappan et al. 2012)

— Herkunft,
— Geschlecht,
— Gewicht,
— besondere Merkmale (z. B. Immundefizienz etc.).

Ganz wesentlich bei Tierexperimenten sind ferner Angaben zu der Art der Haltung, der Fütterung und Betreuung. Sowohl bei Tierexperimenten als auch bei genehmigungspflichtigen Untersuchungen am Menschen oder Patientenmaterial ist es sinnvoll, Geschäftszeichen und Art der Genehmigungsbehörde anzugeben, um sich Nachfragen bezüglich der ethischen Rechtmäßigkeit der Untersuchungen zu ersparen.

Patienten und klinisches Material

Die untersuchten Patienten bzw. die Untersuchungsproben müssen ausführlich charakterisiert werden. Dazu gehören u. a. folgende Angaben:

- Größe der untersuchten Gruppe,
- durchschnittliches Alter,
- Geschlecht (falls nicht eindeutig ersichtlich),
- weitere Merkmale wie z. B. Anamnese, Diagnose, Therapie und ähnliche epidemiologische Daten.

Abhängig vom jeweiligen Thema muss auch eine detaillierte Darstellung der jeweiligen Patientendaten und der von ihnen entnommenen Proben durchgeführt werden. So gehört z. B. bei onkologischen Patienten die TNM-Klassifikation – ggf. weitere Klassifikationen (z. B. FIGO-Klassifikation in der Frauenheilkunde) – zu den wichtigen Daten, welche aufgeführt werden müssen. Auch die jeweiligen therapeutischen Maßnahmen (z. B. Medikamentengabe, Operation, Chemotherapie, Strahlentherapie u. Ä.) gehören in diesen Abschnitt.

In bestimmten Fällen, v. a. in klinischen Studien, werden diese Daten kompakt in Form einer Tabelle aufgeführt (◘ Abb. 3.3), sodass der jeweilige Leser schnell und problemlos die untersuchte Gruppe bzw. die untersuchten Proben nachlesen kann. Allerdings ist wie auch bei der Nutzung von Tabellen und Diagrammen im Ergebnisteil darauf zu achten, dass keine doppelte Erwähnung der Daten sowohl im Text als auch in den Abbildungen vorgenommen wird.

In Abhängigkeit der durchgeführten Untersuchungen sind darüber hinaus folgende Punkte zu beachten:

Prospektive Studien Bei klinischen Studien müssen alle Einschluss- und Ausschlusskriterien erwähnt werden. Ebenfalls muss genau dargestellt werden, unter welchen grundlegenden Voraussetzungen die Patienten an der Untersuchung teilgenommen haben bzw. ausgesucht wurden.

Retrospektive Analysen Es muss genau begründet werden, nach welchen Kriterien die Patienten bzw. das Patientenmaterial ausgewählt wurden. Ebenfalls müssen die Quellen der erhobenen Daten benannt werden. Falls Kontrollproben untersucht wurden, sind ebenfalls die Kriterien zu nennen, anhand derer die Kontrollen und die untersuchten Fälle unterteilt wurden.

3.2.3   Methoden

Nach einer ausführlichen Darstellung der Materialien folgt eine genaue Beschreibung des experimentellen Ablaufs der Forschungsarbeiten bzw. der klinischen Studie. Darin sind prinzipiell **alle** verwendeten Methoden zu erwähnen.

Clinicopathological characteristics of the analyzed endometrial carcinomas

	Total (n = 296)	Endometrioid adenocarcinomas (n = 265)			Non-endometrioid carcinomas (n = 31)		
		Endometrioid (%) (n = 218)	Mucinous (%) (n = 12)	Mixed (%) (n = 35)	Serous (%) (n = 23)	Clear cell (%) (n = 3)	Undifferentiated (%) (n = 5)
Age (years)							
≤65	151 (51.00)	113 (51.80)	6 (50.00)	20 (57.10)	9 (39.10)	0 (0.00)	3 (60.00)
>65	145 (49.00)	105 (48.20)	6 (50.00)	15 (42.90)	14 (60.90)	3 (100.00)	2 (40.00)
WHO grading							
Grade 1	164 (55.40)	138 (63.30)	9 (75.00)	12 (34.30)	5 (21.70)	0 (0.00)	0 (0.00)
Grade 2	77 (26.00)	55 (25.20)	3 (25.00)	13 (37.10)	5 (21.70)	1 (33.30)	0 (0.00)
Grade 3	55 (18.60)	25 (11.50)	0 (0.00)	10 (28.60)	13 (56.50)	2 (66.70)	5 (100.00)
FIGO							
FIGO I	222 (75.00)	175 (80.30)	10 (83.30)	19 (54.30)	14 (60.90)	1 (33.30)	3 (60.00)
FIGO Ia	38 (12.80)	26 (11.90)	3 (25.00)	4 (11.40)	5 (21.70)	0 (0.00)	0 (0.00)
FIGO Ib	133 (44.90)	105 (48.20)	4 (33.30)	11 (31.40)	9 (39.10)	1 (33.30)	3 (60.00)
FIGO Ic	50 (16.90)	43 (19.70)	3 (25.00)	4 (11.40)	0 (0.00)	0 (0.00)	0 (0.00)
FIGO II	20 (6.80)	15 (6.90)	0 (0.00)	4 (11.40)	0 (0.00)	1 (33.30)	0 (0.00)
FIGO 2a	5 (1.70)	3 (1.40)	0 (0.00)	1 (2.90)	0 (0.00)	1 (33.30)	0 (0.00)
FIGO 2b	16 (5.40)	13 (6.00)	0 (0.00)	3 (8.60)	0 (0.00)	0 (0.00)	0 (0.00)
FIGO III	46 (15.50)	21 (9.60)	2 (16.70)	12 (34.30)	8 (34.80)	1 (33.30)	2 (40.00)
FIGO 3a	22 (7.40)	9 (4.10)	1 (8.30)	6 (17.10)	5 (21.70)	0 (0.00)	1 (20.00)
FIGO 3b	3 (1.00)	3 (1.40)	0 (0.00)	0 (0.00)	0 (0.00)	0 (0.00)	0 (0.00)
FIGO 3c	21 (7.10)	9 (4.10)	1 (8.30)	6 (17.10)	3 (13.00)	1 (33.30)	1 (20.00)
FIGO IV	8 (2.70)	7 (3.20)	0 (0.00)	0 (0.00)	1 (4.30)	0 (0.00)	0 (0.00)
LN status							
Negative	188 (63.50)	143 (65.60)	7 (58.30)	18 (51.40)	16 (69.60)	2 (66.70)	2 (40.00)
Positive	23 (7.80)	11 (5.00)	1 (8.30)	6 (17.10)	3 (13.00)	1 (33.30)	1 (20.00)
Unknown	85 (28.70)	64 (29.40)	4 (33.30)	11 (31.40)	4 (17.40)	0 (0.00)	2 (40.00)
Lymphangiosis							
Negative	268 (90.50)	201 (92.20)	11 (91.70)	30 (85.70)	20 (87.00)	3 (100.00)	3 (60.00)
Positive	28 (9.50)	17 (7.80)	1 (8.30)	5 (14.30)	3 (13.00)	0 (0.00)	2 (40.00)
Hemangiosis							
Negative	288 (97.30)	212 (97.20)	12 (100.00)	34 (97.10)	23 (100.00)	3 (100.00)	4 (80.00)
Positive	8 (2.70)	6 (2.80)	0 (0.00)	1 (2.90)	0 (0.00)	0 (0.00)	1 (20.00)
Diabetes							
Negative	258 (87.20)	187 (85.80)	12 (100.00)	32 (91.40)	21 (91.30)	3 (100.00)	3 (60.00)
Positive	38 (12.80)	31 (14.20)	0 (0.00)	3 (8.60)	2 (8.70)	0 (0.00)	2 (40.00)
Adipositas							
Negative	198 (66.90)	142 (65.10)	6 (50.00)	28 (80.00)	16 (69.60)	3 (100.00)	3 (60.00)
Positive	98 (33.10)	76 (34.90)	6 (50.00)	7 (20.00)	7 (30.40)	0 (0.00)	2 (40.00)
Hypertension							
Negative	181 (61.10)	129 (59.20)	4 (33.30)	27 (77.10)	17 (73.90)	2 (66.70)	2 (40.00)
Positive	115 (38.90)	89 (40.80)	8 (66.70)	8 (22.90)	6 (26.10)	1 (33.30)	3 (60.00)
Radiotherapy							
Negative	7 (2.40)	6 (2.80)	0 (0.00)	1 (2.90)	0 (0.00)	0 (0.00)	0 (0.00)
Positive	283 (95.60)	206 (94.50)	12 (100.00)	34 (97.10)	23 (100.00)	3 (100.00)	5 (100.00)
Denial	6 (2.00)	6 (2.80)	0 (0.00)	0 (0.00)	0 (0.00)	0 (0.00)	0 (0.00)
Anti-hormone therapy							
Negative	285 (96.30)	211 (96.80)	12 (100.00)	33 (94.30)	21 (91.30)	3 (100.00)	5 (100.00)
Positive	11 (3.70)	7 (3.20)	0 (0.00)	2 (5.70)	2 (8.70)	0 (0.00)	0 (0.00)

Abb. 3.3 Zusammenfassende Tabelle der Patientenangaben im Abschnitt Material und Methoden. Es werden dabei nur die Anzahl sowie die prozentualen Angaben des analysierten Kollektivs angegeben. (Aus Käufl et al. 2011)

3

For the purposes of statistical survival analysis, the median inhibin-βA staining intensity for all tumor samples was used (median for inhibin-βA = 4), as previously described [10]. However, ROC analysis (Fig.1a–c) revealed that the area under the curve was higher when using a specific immunohistochemical staining intensity with a cut-off value of 1 for inhibin-βA [24], rather than the IRS score with the previously described cut-off value of 4 [10]. Therefore, staining intensity with a value $\leq$1 for inhibin-βA was considered negative expression. For the evaluation of increased/positive versus not-increased/negative, immunostaining in tumor samples was compared using the χ^2 test and the exact Fisher's test where applicable.

The outcomes analyzed were progression-free survival, cause-specific survival and overall survival. Univariate analysis was performed with Kaplan–Meier life-table curves to estimate survival [30] and were compared using the log-rank test.

Prognostic models used multivariate Cox regression analysis for multivariate analyses of survival. Data were adjusted for age ($\leq$65 years vs. >65 years), FIGO stage (FIGOI/II vs. FIGO III/IV), WHO grade (grade 1 + 2 vs. grade 3), lymph node involvement (categorical variable), lymphovascular space invasion (positive vs. negative), myometrial invasion (positive vs. negative), cervical invasion (positive vs. negative), ovarian invasion (positive vs. negative), lymphadenectomy (not performed vs. performed), inhibin-βA (median splitting of the IRS; positive vs. negative) and inhibin-βA (median splitting of the staining intensity; positive vs. negative). The variables were entered in a forward stepwise manner [31]. Significance of differences was assumed at $p \leq 0.05$ (SPSS version 16.0; SPSS Inc., Chicago, IL).

Abb. 3.4 Beschreibung der durchgeführten statistischen Analyse. Zur besseren Verständlichkeit sollten alle genutzten statistischen Methoden in einem separaten Abschnitt erwähnt werden. Dabei muss darauf geachtet werden, dass nicht nur der Name des statistischen Tests genannt wird, sondern auch, wozu er angewandt wurde. Die Definition des Signifikanzniveaus und der genutzten statistischen Programme folgt dann zum Schluss dieses Abschnittes. (Aus Mylonas 2011)

Grundlegendste und einfachste Standardmethoden, welche im Labor oder in der klinischen Routine bekannt sind, brauchen nicht näher erläutert zu werden. Hingegen müssen alle für diese spezielle Untersuchung nötigen Untersuchungsschritte und Untersuchungsmethoden ausführlich beschrieben werden. Alle dafür genutzten Geräte, Medikamente, Chemikalien oder auch Reagenzien müssen sowohl den Hersteller als auch die Bezugsquelle in Klammern enthalten. Beim Gebrauch von Maßeinheiten ist immer das SI-System zu verwenden.

Bei bekannten Auswertungsmethoden ist auf die einschlägige Literatur zu verweisen.

Im Abschnitt Methoden gehört auch eine Rubrik zur Evaluation der Proben und der durchgeführten Statistik. Dazu gehört v. a. die Erwähnung der benutzten Statistik-Software. Obwohl man davon ausgehen kann, dass der Leser sich mit den gängigen statistischen Kenngrößen (wie z. B. Mittelwert, Standardabweichung etc.) und Testverfahren (wie z. B. T-Test, Chi^2-Test etc.) auskennt, ist doch in wenigen Worten darzulegen, wieso eine bestimmte Methode angewandt wurde. Ein Literaturzitat könnte diesbezüglich die Begründung erleichtern (Abb. 3.4).

Drugs and drug treatment
Nelfinavir (Viracept®) was generously provided by Pfizer. Nelfinavir
was dissolved in ethanol and kept at -20°C as a 100 mg/ml stock
solution. Tamoxifen (Sigma, Munich, Germany) was dissolved in
dimethylsulfoxide at a concentration of 100 mg/ml. In control
experiments, equal amounts of dimethylsulfoxide or ethanol were
added.

Cell proliferation analysis
A total of 2×10^4 cells per well were seeded in quadruplicate in 24-
well cell culture plates and were incubated with nelfinavir for up to
4 days. The number of viable, trypan blue-excluding cells was
determined by a haemocytometer.

MTT assay
For the 3-(4,5-dimethyl-2-thiazolyl)-2,5-diphenyl-2H-tetrazolium
bromide (MTT) assay analysis, 20 µl MTT (Sigma) stock solution
(5 mg/ml PBS) was added to viable cells in 200 µl cell culture
medium for 1 hour under cell culture conditions. The water-insoluble
precipitate was dissolved in 100 µl dimethylsulfoxide and analysed
by an ELISA reader at 595 nm.

Annexin binding assay
FITC-labelled annexin V (Biocat, Heidelberg, Germany) was applied
to viable cells as recommended by the supplier in combination with
propidium iodide, and was analysed by FACScan with an FL-1 setting
(propidium iodide) at 575 nm and an FL-2 setting (FITC) at 530 nm.
FACScan analysis was performed using a Becton Dickinson FACScan
analyser (Becton Dickinson, Heidelberg, Germany).

Western blot analysis
Cell extracts of cancer cells cultured in cell culture plates were
prepared with radio-immunoprecipitation buffer (50 mM Tris,
pH 8.0, 150 mM NaCl, 1% NP40, 0.5% doxycholine, 0.1% SDS) and
20 µg protein (BioRad Bradford Assay; BioRad, Munich, Germany) were
subjected to SDS-PAGE. Proteins were transferred to polyvinylidene
fluoride membranes in a BioRad Mini Protean II Cell (BioRad) at
1 mA/cm² membrane in 10% methanol, 192 mM glycine, 25 mM Tris,
pH 8.2. Membranes were blocked with 4% nonfat milk powder in
PBS-0.05% Tween for 4 hours. Primary antibodies were applied in
blocking buffer and incubated at room temperature overnight.

◨ **Abb. 3.5** Beispielhafte detaillierte Darstellung der durchgeführten Experimen-
te. Bei umfangreichen experimentellen Arbeiten ist es sehr nützlich, die einzelnen
Versuche bzw. Techniken in kleine Absätze zu unterteilen und darzustellen. (Aus
Brüning et al. 2010)

Prinzipiell sind im Methodenkapitel dem jeweiligen Gutachter
und Leser alle Vorgehensweisen darzulegen, um dann bei den präsentierten Ergebnissen auf diese zu verweisen. Wenn mehrere empirische Untersuchungen genutzt werden, bietet es sich an, diese klar
und deutlich zu differenzieren und mit einer separaten Überschrift zu
versehen (◨ Abb. 3.5). Dies erleichtert auch das weitere Vorgehen für

**Eine richtige Gliederung der
Materialien und Methoden
führt zu einer detaillierten
Darstellung der Ergebnisse.**

In this review, the pathophysiology of a chlamydial infection as well as diagnosis, therapy and prevention strategies regarding female chlamydial infection are reviewed. Search strategy and selection criteria for identifying relevant data were performed by searching Medline, Current Contents, Web of Science, Embase and references from relevant articles. English and German gynecological and infectious diseases textbooks were also reviewed. Additionally, numerous articles were identified through searches of the extensive files of the authors. Search terms were "Chlamydia", *Chlamydia trachomatis*", "sexual transmitted diseases", "neonatal infection", "epidemiology", "prevention" "sterility", "infertility", "extrauterine pregnancy" "pelvic inflammatory disease", "therapy", "screening strategy" and "screening criteria". English and German language manuscripts were reviewed.

◘ Abb. 3.6 Beispiel der Methodenangabe bei einem Übersichtsartikel. Dabei ist v. a. auf die Angabe der jeweils durchsuchten Datenbanken, der Sprache und der Stichwörter zu achten. (Aus Mylonas 2012)

die Darstellung der Ergebnisse. Die Ergebnisse können demzufolge analog zur Gliederung des Methodenteils präsentiert werden.

Die Wahl der Darstellung der jeweiligen genutzten Methode variiert von Arbeit zu Arbeit. Prinzipiell empfiehlt es sich, von den gängigen bzw. Standardmethoden zu den schwierigeren und nicht standardisierten Methoden überzugehen. Ebenfalls ist darauf achten, dass grundlegende Voraussetzungen, welche methodisch bearbeitet wurden, an erster Stelle stehen. Die logische Gliederung spielt diesbezüglich eine entscheidende Rolle.

Falls in der Arbeit allgemein bekannte Arbeitsmethoden erwähnt werden, brauchen diese nur kurz skizziert zu werden. Mit einer einschlägigen Literaturangabe können sich weitere detaillierte Ausführungen erübrigen (◘ Abb. 3.4). Falls jedoch die verwendeten Arbeitsmethoden nicht üblich sind bzw. vorher noch nicht beschrieben wurden, müssen sie ausführlicher behandelt werden.

3.2.4 Material und Methoden in Übersichtsarbeiten

Literaturarbeiten unterscheiden sich in der Darstellung der genutzten Materialien und Methoden maßgeblich von den wissenschaftlichen, empirischen Untersuchungen. In zahlreichen Fällen kann es nötig sein, die Beschreibung des Methodenteils mit der Einleitung zu verbinden.

Bei Übersichtsartikeln ist es mittlerweile gängig, die jeweiligen durchsuchten Datenbanken und die verwendeten Stichpunkte anzugeben. Ebenfalls sind der Zeitraum, die Sprache sowie weitere Selektionskriterien anzugeben (◘ Abb. 3.6).

Case report

A 30-year-old woman presented to a gynecological emergency department with acute lower abdominal pain. The medical history was unremarkable. The patient did not complain of nausea, vomiting, changing bowel function or weight loss. Ultrasound was significant for intra-abdominal fluid without any abdominal or pelvic mass.
A diagnostic laparoscopy was performed for a presumably ruptured benign ovarian cyst. During the operation, yellowish ascites were noted, which presented throughout the peritoneum. Additionally, metastatic foci of a primarily unknown cancer at the diaphragm were noted, consistent with a peritoneal carci-

◘ **Abb. 3.7** Beispielhafter Abschnitt »Case Report« in Fallbeispielen. Die kurze und prägnante Darstellung ist in solchen Fällen entscheidend. (Aus Mylonas et al. 2004)

3.2.5 Material und Methoden in Fallbeispielen (Case Reports)

Fallbeispiele haben im herkömmlichen Sinn keinen Textabschnitt »Material und Methoden«. Allerdings beziehen sie sich auf einen konkreten Fall, sodass in den meisten Fällen mit der Überschrift »Fallbeispiel« oder »Fall« die konkrete klinische Situation dargestellt werden muss. Dabei sind alle relevanten Angaben zu diesem Fallbeispiel in möglichst kompakter und präziser Weise zu beschreiben (◘ Abb. 3.7).

Üblicherweise fängt dieser Abschnitt mit den Beschwerden des Patienten und den Ursachen der ärztlichen Konsultation an. Im weiteren Verlauf werden die einzelnen klinischen, laborchemischen und radiologischen Untersuchungen aufgeführt, häufig mit einer kurzen Stellungnahme zur Differenzialdiagnose. Im Fall einer Operation bzw. histopathologischer Begutachtung von Gewebe braucht nicht unbedingt die detaillierte Vorgehensweise aufgelistet zu werden, sondern nur die routinemäßig durchgeführte Operation/Untersuchung.

Häufig werden in diesem Abschnitt relevante Abbildungen (z. B. vom Operationssitus oder der histopathologischen Beurteilung) mit einer ausreichenden Legende eingefügt (◘ Abb. 3.8). Prinzipiell sind in diesem Text keine Wertungen vorzunehmen. Entscheidend bei Fallbeispielen ist die kurze und prägnante Darstellung des Krankheitsverlaufes und der endgültigen Diagnose bzw. der Erläuterung der seltenen Situation, welche zu diesem Fallbeispiel geführt hat. Mit diesem Vorgehen können auch mehrere ähnliche Fallbeispiele dargestellt werden.

> Entscheidend bei Fallbeispielen ist die kurze und prägnante Darstellung.

3

Case report

A 62-year-old woman was diagnosed with FIGO stage IV metastatic ovarian cancer in October 2000. She first presented in our department with increasing pain in the right pelvic and inguinal region. An abdominal enlargement without weight gain was also noted. CT scan and ultrasound were significant for a 7×11 cm large right adnexal mass, a 5 cm large peritoneal mass at the pelvic entrance, massive abdominal ascites and pleural effusion. The cytological examination of punctured abdominal ascites revealed ovarian cancer cells. The radiological bone scan showed osteolytic bone metastasis in the right coxofemoral joint, from the acetabulum up to the ileosacral joint. The CA125 serum concentration was elevated at 678 U/ml (physiologic <35 U/ml). Abdominal ultrasound revealed liver metastasis, massive abdominal ascites and peritoneal carcinosis. No renal abnormalities, nephrolithiasis, hydronephrosis, urinary retention or reflux were noted. The serological paraclinic was initially within physiological limits, with the exception of gamma-GT. The patient was diagnosed with metastatic ovarian cancer FIGO stage IV and six cycles of chemotherapy with paclitaxel and carboplatin were planned, with simultaneous biphosphonate application due to the osteolysis. In February 2001, a staging operation was scheduled. Operatively, a hysterectomy, bilateral adnexal extirpation, greater epiploon removal and pelvic lymphadenectomy were performed. During visualization of the right ureter, a complete crossed double ureter was noted. The preparation of the left side also revealed a com-

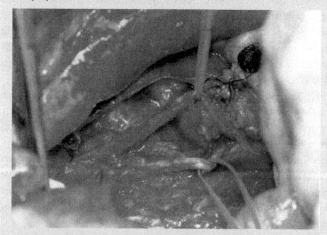

Complete ureteral duplication on the right side during the radical hysterectomy with pelvic lymphadenectomy operation

◻ **Abb. 3.8** Fallbeispiel mit exemplarischer Abbildung. Vorhandene Bilder oder Diagramme sollten in dem Abschnitt der Präsentation des Falles eingefügt sein. Es empfiehlt sich dabei, dass Laborwerte immer mit den jeweiligen Normwerten (aus dem Labor) aufgeführt sind. Dies ist ein häufiger Mangel, der den Gutachtern negativ auffällt. (Aus Mylonas et al. 2003)

3.3 Schritt 5: Ergebnisse

3.3.1 Allgemein

Im Textabschnitt »Ergebnisse« werden die eigenen Ergebnisse des Forschungsprojekts ausführlich und sachlich dargestellt. Das häufigste Problem bei der Verfassung des Abschnitts Ergebnisse besteht darin, dass der Autor relevante von irrelevanten Datensätzen häufig nicht eindeutig trennen kann oder will, insbesondere, weil man gerne dazu neigt, an allen durchgeführten, aber z. T. auch unwichtigen Studien zu »hängen«. Es ist aber weder sinnvoll noch notwendig, alle erhobenen Daten und Informationen aufzubereiten. Die Autoren dieses Buches mussten immer wieder beobachten, wie sich einzelne Gutachter bevorzugt an den Nebensächlichkeiten gestört haben, aber die eigentlichen Ergebnisse nahezu ignorierten.

Nur die relevanten Ergebnisse zu der jeweiligen Fragestellung beschreiben.

3.3.2 Grundlegende Merkmale

Die eigenen Daten und Resultate zu präsentieren bedeutet, diese für ein breites Publikum lesbar und verständlich zu machen. Damit sich Gutachter und Leser nicht in Einzelinformationen verlieren, sind die Ergebnisse übersichtlich und logisch darzustellen. Ebenfalls ist zu erklären, was in den jeweiligen Tabellen, Graphiken, Abbildungen und Statistiken beschrieben wird. Auf unnötige Füllsätze und Worthülsen ist zu verzichten.

- Bevor der Ergebnisteil begonnen wird, müssen alle Abbildungen und Tabellen bereits erstellt worden sein.
- Die Präsentation ist knapp und präzise darzustellen.
  - Es sollten nur die Ergebnisse dargestellt werden, welche direkt mit den grundlegenden Fragestellungen zu tun haben und die zur Beantwortung der Hypothese führen.
  - Die Ergebnispräsentation ist knapp zu halten.
- Die Gliederung muss logisch und zusammenhängend aufgebaut sein, sodass sich der Leser nicht in Einzelheiten verliert.
  - Als Grundlage kann die Gliederung des Textabschnitts »Material und Methoden« genutzt werden, allerdings nur, wenn diese analog zu den durchgeführten Experimenten beschrieben werden können. Dies erleichtert das Lesen und Verstehen der wissenschaftlichen Arbeit für die Leser und Gutachter.
- Ergebnisse sind ohne eine subjektive Wertung darzustellen.
  - Die Ergebnisse sind ausführlich, sachlich und objektiv darzustellen.
  - Die Ergebnisse werden in diesem Abschnitt weder interpretiert noch mit den Ergebnissen anderer Autoren verglichen.
  - Im Ergebnisteil ist möglichst keine Literatur zu zitieren.
- Nach Möglichkeiten sollten Abbildungen und Tabellen zur Darstellung der erhobenen Daten genutzt werden.

3

> Tabellen und Abbildungen sind zur Illustration der eigenen Ergebnisse da und müssen in dem Ergebnisabschnitt beschrieben werden.
> Auf Abbildungen und Tabellen ist im Text zu verweisen. Dabei ist darauf zu achten, dass keine nichtssagenden Sätze formuliert werden.

❯ **Die Gliederung des Textabschnitts der Ergebnisse ist sehr wichtig, um dem Leser das Auffinden der Daten zu erleichtern.**

> **Die beste Variante einer Gliederung stellt die Präsentation der Ergebnisse analog zu der Gliederung des Abschnitts »Material und Methoden« dar.**

3.4   Schritt 6: Tabellen und Abbildungen

3.4.1   Allgemein

Tabellen und Abbildungen werden bei der Erstellung einer wissenschaftlichen Arbeit primär genutzt, um Informationen »auf einen Blick« in verdichteter Form darzustellen. Vor allem bei komplexen Sachverhalten können graphische Abbildungen und Tabellen von großem Vorteil sein.

Tabellen und Abbildungen müssen ohne zusätzliche Lektüre des Textes verständlich sein.

Tabellen und Abbildungen müssen abhängig von der jeweiligen Leserschaft und der Zeitschrift sorgfältig zusammengestellt werden. Vor allem komplexe Zahlen werden häufig in Tabellen zusammenfassend dargestellt. Jedoch ist darauf zu achten, dass nicht mehr als maximal 1000 Wörter für eine Tabelle verwendet werden. Dabei ist es entscheidend, dass der Leser die Tabelle ohne zusätzliche Lektüre des Textes verstehen kann. Allerdings sollte der Einsatz von graphischen Elementen und Tabellen nicht übertrieben werden, da der häufige Einsatz zu einer erschwerten Lesbarkeit des Manuskripts führt.

❯ **Vor dem Beginn des Schreibens müssen die Abbildungen und Graphiken der wichtigsten Ergebnisse bereits vorhanden sein.**

> **Bereits im Vorfeld lassen sich bestimmte Diagrammtypen festlegen und die Anordnung von experimentellen Ergebnissen logisch darstellen. Diese logische Reihenfolge erleichtert das Verfassen des Manuskripts.**

Grundlagen

Tabellen, Abbildungen und Diagramme sind nach folgenden Gesichtspunkten zu erstellen:

> Tabellen, Abbildungen und Diagramme sind möglichst einfach und klar zu gestalten.

- Dreidimensionale Darstellungen sind nur in Spezialfällen zu verwenden. Viele Verlage lehnen solche Graphiken sogar ausdrücklich ab.
- Die Darstellung von Daten in Tabellen und Diagrammen muss den Leser direkt ansprechen. Demzufolge ist all das, was nebensächlich ist und ablenken kann, wegzulassen.
- Mit den erhobenen Daten und Informationen muss ehrlich umgegangen werden.
- Daten können nur in Zusammenhang mit der Fragestellung dargestellt werden.
- Für eine ausreichende Beschriftung der Tabellen und Abbildungen ist zu sorgen.

Legenden und Beschriftung

Neben einer kurzen Beschreibung der präsentierten Daten müssen die Legenden Informationen wie **Maßstäbe, Vergrößerung** usw. enthalten (❏ Abb. 3.9).
- Die Tabellen und Abbildungen sind ausreichend zu beschriften.
- Es ist wichtig, das jeweils passende Graphikschema für die zu präsentierenden Ergebnisse genau auszuwählen.
- Auf die Übereinstimmung im Text mit den Abbildungen bzw. Tabellen ist zu achten
- Ebenfalls ist die Kohärenz zwischen den Daten, welche in den Abbildungen oder Tabellen präsentiert sind, und den diskutierten Ergebnissen zu überprüfen.

Eine Abbildung muss bereits allein durch das Lesen der Legende in sich verständlich sein, jedoch auch nicht übertrieben lang und ausgearbeitet sein. Auf alle Fälle dürfen Legenden nicht mehr Platz in Anspruch nehmen als die dazugehörigen Tabellen bzw. Abbildungen.

Auch wenn die Formulierung von Legenden bzw. Tabellenüberschriften von entscheidender Bedeutung für das Verständnis im Gesamtkontext des Manuskripts ist, ist eine ausführliche und korrekte Beschriftung der eigentlichen Abbildung nicht weniger entscheidend. Es kommt häufig vor, dass z. B. in den Diagrammen die Achsen nicht beschriftet sind oder keine Angabe zu den genutzten Maßeinheiten geben wird. Dies vermittelt bei den Gutachtern sehr schnell einen schlechten Eindruck und kann das Zünglein an der Waage für eine Ablehnung sein.

> **Entscheidend bei Abbildungen und Tabellen ist die Erstellung aussagekräftiger Abbildungslegenden bzw. Tabellenüberschriften.**

> ❱ **Falls es erforderlich ist, sind die Abbildungen und die Tabellen durch Hinweise zu erläutern. Es ist ratsam, diese Hinweise direkt in die graphische Darstellung einzufügen, sodass die Nachvollziehbarkeit für den Leser einfach ist.**
>
> **Im Text sollte man sich nicht auf die einzelnen Daten einer Abbildung oder Tabelle, sondern v. a. auf die Interpretation dieser Darstellungen konzentrieren.**

3

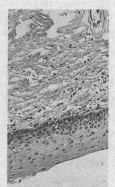
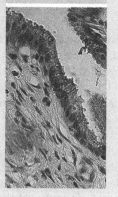

Immunohistochemical staining reaction of inhibin-βE in normal and malignant cervical tissue. Normal squamous epithelial cells reacted with the inhibin-βE antibody, being primarily positive in the basal membrane and the underlining stromal compartment (upper image: ×100). Squamous carcinomas also demonstrated a stronger positive immunohistochemical reaction. Normal cervical glandular epithelium demonstrated also a strong reaction (lower image: ×250), while cervical adenocarcinomas also reacted, but to a lesser extent, with the inhibin-βE antibody

◘ **Abb. 3.9** Ausführliche Legendeninformation. Die wichtigsten Informationen müssen enthalten sein. Häufiger Fehler ist die fehlende oder sogar falsche Angabe von Vergrößerungen (bei mikroskopischen Bildern). Alternativ können auch Maßstabsbalken eingesetzt werden. (Aus Bergauer et al. 2009)

Größe von Abbildungen und Tabellen

Tabellen und Abbildungen, die sehr groß sind und ggf. über mehrere Seiten gehen, sind möglichst zu vermeiden. Falls große, über mehrere Seiten gehende Tabellen nicht zu umgehen sind, empfiehlt sich die Aufspaltung dieser einen großen Tabelle in mehreren kleine. Möglicherweise sind auch einige Daten in der Tabelle irrelevant und könnten ggf. im Text beschrieben werden.

3.4.2   Tabellen

Vor allem das Schriftbild muss innerhalb einer Tabelle gleichbleibend sein. Eine Änderung der Schriftgröße bzw. der Schrifteigenschaft ist in Ergebnistabellen nur dann anzuwenden, wenn ein signifikantes Resultat hervorgehoben werden soll. Als Schriftart ist hier, wie auch bei den Bildern, eine sog. »serifenfreie« Schrift zu verwenden (wie beispielsweise Arial).

Tabellen werden möglichst in Schwarz-weiß gehalten, da eine farbliche Unterlegung für den Gutachter und den Leser sehr irritierend sein kann und die Lesbarkeit häufig eingeschränkt wird.

In den Tabellen sollen Informationen stehen, die nicht im Text erwähnt wurden. Im Prinzip muss jedoch im Text die Tabelle erläutert werden und einzelne Daten dazu entsprechend erwähnt werden. Ansonsten ist aber eine doppelte Darstellung der Daten sowohl in Tabellen als auch im Text zu vermeiden.

Immer auf die formale Korrektheit der Tabellen achten.

— Es empfiehlt sich, allen Tabellen eines Manuskripts ein ähnliches Erscheinungsbild zu geben, um das Lesen zu erleichtern.
— Die Nutzung einer ähnlichen Terminologie ist ebenfalls vorteilhaft.
— Da die meisten Menschen Zahlen in einer vertikalen Anordnung besser verstehen können, empfiehlt es sich, abhängige Variablen vertikal und unabhängige Variablen horizontal zu listen.
— Auf alle Fälle muss der Tabellenstil der jeweiligen Zeitschrift genau eingehalten werden.
— Die Größe der untersuchten Populationen (z. B. n = 150) sollte bei jeder Überschrift mit angeben werden (◖ Abb. 3.10).
— Um Verwirrungen zu vermeiden, ist auf die Angabe pseudo-akkurater Werte zu verzichten (z. B. eine Zahlenangabe wie 5,681175).
— Statistische Daten enthalten meist eine Angabe des jeweiligen genutzten Testverfahrens und eine Angabe zum Signifikanzniveau (z. B. Chi^2-Test, p < 0,05; ◖ Abb. 3.10).
— Die Verwendung mehrerer Einheiten für die gleiche Größenordnung (z. B. mg/dl und gleichzeitig g/l) ist zu vermeiden.
— Die Einheiten sind einheitlich nach dem SI-System anzugeben (z. B. keine »yards«, »pounds«, »gallons« etc.).

❯ **Beim Erstellen von Tabellen ist darauf achten, dass diese nicht zu groß und unübersichtlich geraten.**
Eine sehr große Tabelle, die mehrere Seiten umfasst, wirkt auf den ersten Blick unübersichtlich und ist auch durch genaueres Lesen häufig schwer zu erfassen.

3.4.3 Abbildungen und Diagramme

Klinische Abbildungen
— Klinische Abbildungen müssen von ausreichender Qualität sein, und die jeweilige Darstellung der Struktur bzw. der entsprechende Befund sollte im Zentrum des Bildes liegen.
— Bei operativen Abbildungen ist auf eine ausreichende Beschriftung der jeweiligen Strukturen zu achten.
— Patientenfotos müssen so eingereicht und auch abgedruckt werden, dass eine Wiedererkennung der Person nicht möglich ist.

Clinical and pathological characteristics.

		Total	No Lymphadenectomy	Lymphadenectomy	p-Wert (Chi2)
Patient number		n = 214	n = 63 (29.4%)	n = 151 (70.6%)	
Age at surgery	*>65 years*	107 (50%)	46 (43.0%)	61 (57.0%)	<0.001
	≤65 years	107 (50%)	17 (15.9%)	90 (84.1%)	
FIGO Stage	*I*	171 (79.9%)	51 (29.8%)	120 (70.2%)	N.S.
	II	15 (7.0%)	6 (40.0%)	9 (60.0%)	
	III	21 (9.8%)	3 (14.3%)	18 (85.7%)	
	IV	7 (3.3%)	3 (42.9%)	4 (57.1%)	
WHO Grade	*1*	134 (62.6%)	36 (26.9%)	98 (73.1%)	N.S.
	2	56 (26.2%)	18 (32.1%)	28 (67.9%)	
	3	24 (11.2%)	9 (37.5%)	15 (62.5%)	
Lymphangiosis	*Negative*	197 (92.1%)	57 (28.9%)	140 (71.1%)	N.S.
	Positive	17 (7.9%)	6 (35.3%)	11 (64.7%)	
Deep myometrial invasion	*only endometrium*	34 (15.9%)	9 (26.5%)	25 (73.5%)	N.S.
	<50%	111 (51.9%)	31 (27.9%)	80 (72.1%)	
	>50%	69 (32.2%)	23 (33.3%)	46 (66.7%)	
Cervical involvement	*negative*	191 (89.3%)	55 (28.8%)	136 (71.2%)	N.S.
	positive	23 (10.7%)	8 (34.8%)	15 (65.2%)	
Ovarian metastasis	*negative*	204 (95.2%)	61 (29.9%)	143 (70.1%)	N.S.
	positive	10 (4.7%)	2 (20%)	8 (80%)	
Obesity	*Negative*	137 (64.0%)	39 (28.5%)	98 (71.5%)	N.S.
	Positive	77 (36.0%)	24 (31.2%)	53 (68.8%)	
Diabetes	*Negative*	187 (87.4%)	49 (26.2%)	138 (73.8%)	<0.05.
	Positive	27 (12.6%)	14 (51.9%)	13 (48.1%)	
Hypertension	*Negative*	126 (58.49)	25 (19.8%)	101 (80.2%)	<0.001.
	Positive	88 (41.1%)	38 (43.2%)	50 (56.8%)	
Adjuvant radiotherapy	*Not performed*	138 (64.5%)	43 (31.2%)	95 (68.8%)	N.S.
	performed	76 (35.5%)	20 (26.2%)	56 (73.3%)	

◘ Abb. 3.10 Tabelle mit Darstellung der Fallzahlen, der erhobenen Daten (mit Prozentangaben) und der statistischen Ergebnisse. Die Angabe der Fallzahlen ist in solchen Fällen ebenfalls sinnvoll, da der Leser auf diese Weise die jeweiligen Ergebnisse besser einschätzen kann. (Aus Bassarak et al. 2010)

— Bei der Verwendung von Patientenfotos ist darauf zu achten, die schriftliche Zustimmung des jeweiligen Patienten einzuholen, auch wenn es einige Zeit dauern kann, bis man mit dem Patienten über eine Publikation seiner Daten sprechen kann.

— Die Angabe des Patientencodes ist tunlichst zu vermeiden.

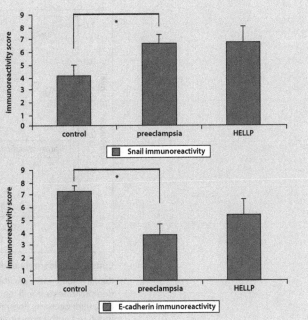

Staining intensity of Snail in normal term placenta, preeclamptic and HELLP syndrome EVT cells determined by the semi-quantitative immunoreactivity score on the different tissue slides. Data shown represent mean±SEM. Differences in Snail immunoreactivity in normal term placenta and preeclamptic EVT cells (*asterisks*) are statistically significant ($p=0.019$). Staining intensity of E-cadherin in normal term placenta, preeclamptic and HELLP syndrome EVT cells determined by the semi-quantitative immunoreactivity score on the different tissue slides. Data shown represent mean±SEM. Differences in E-cadherin immunoreactivity in normal term placenta and preeclamptic EVT cells (*asterisks*) are statistically significant ($p=0.016$)

◼ **Abb. 3.11** Einfache Balkendiagrammdarstellung. Anstelle von farbigen Balken können Bauabschnitte genutzt werden (auch weil Farbabbildungen häufig mehr kosten). Eine Markierung von Signifikanzen ist in der Medizin ebenfalls mittlerweile Standard geworden. Man darf nicht vergessen, die Befunde kurz in der Legende zu beschreiben. (Aus Blechschmidt et al. 2007)

Diagramme

— Neben einer kurzen Beschreibung der präsentierten Daten müssen Legenden Informationen wie Maßstäbe, Färbetechniken, Vergrößerung usw. enthalten (◼ Abb. 3.9).

— Signifikante Unterschiede werden häufig in Abbildungen und Diagrammen mit einem Sternchen (*) markiert (◼ Abb. 3.11). Diese Markierung muss allerdings in der Legende erläutert werden.

— Es empfiehlt sich, die Abbildungen ebenfalls in einfachem Schwarz-weiß oder in verschiedenen Graustufen zu halten.

— Farbabbildungen in Diagrammen sind u. U. für die Gutachter und Leser irritierend. Jedoch kann es nötig sein, dass in der graphischen Darstellung ein Balken bzw. eine Linie andersfarbig markiert werden muss, um diese von den anderen Elementen der Graphik unterscheiden zu können. Diesbezüglich ist zu prüfen, ob anstelle einer farbigen Unterlegung (z. B. in einem Balkendiagramm) doch eine Grauschattierung besser sein könnte (◼ Abb. 3.11).

— Um unterschiedliche Linien zu kennzeichnen, ist die Nutzung von gestrichelten Linien zu empfehlen. Auch hier ist darauf ach-

Immer auf eine formale Korrektheit der Abbildungen achten.

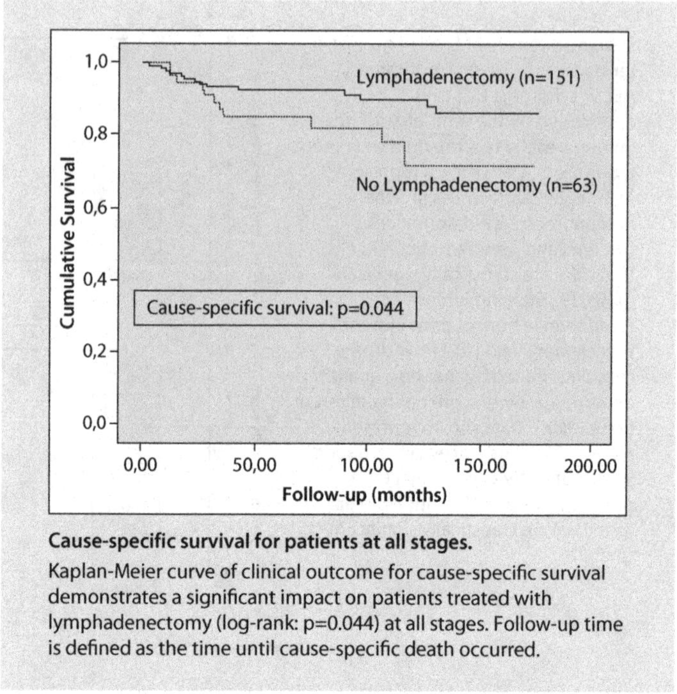

3

Cause-specific survival for patients at all stages.
Kaplan-Meier curve of clinical outcome for cause-specific survival demonstrates a significant impact on patients treated with lymphadenectomy (log-rank: p=0.044) at all stages. Follow-up time is defined as the time until cause-specific death occurred.

◘ **Abb. 3.12** Gestrichelte Linien in Überlebensdiagrammen. Manchmal ist es einfacher (und auch kostengünstiger), die einzelnen Linien nicht farbig zu gestalten, sondern verschiedene Linienformen zu nutzen. Es ist zu beachten, dass diese bei einer Vergrößerung klar sichtbar sein müssen. (Aus Bassarak et al. 2010)

ten, dass die Linien in geringerer Vergrößerung noch deutlich zu erkennen sind (◘ Abb. 3.12).

- Man sollte sich grundsätzlich fragen, ob sich die Ergebnisse in einer Abbildung kombinieren lassen bzw. Laborwerte überhaupt in einer Tabelle darstellbar sind.
- Die Flächen in einem Diagramm müssen proportional zu den dargestellten Zahlen sein.

3.4.4 Wichtige Fragen zu Tabellen und Abbildungen

Die Erstellung und Darstellung von Tabellen, Diagrammen und Abbildungen nimmt eine Schlüsselfunktion im Manuskript ein.

- Sind die visuellen Elemente unmissverständlich und klar dargestellt?
- Kann man die Darstellung vereinfachen?
- Gibt es Möglichkeiten, die enthaltenen Informationen noch klarer und prägnanter zu vermitteln?
- Kann eine Graphik die jeweiligen erhobenen Daten besser verdeutlichen als eine Tabelle?

- Kann eine Tabelle die jeweiligen Ergebnisse besser verdeutlichen als eine Graphik?
- Beschränken sich die Legenden bzw. Tabellenüberschriften wirklich auf die Beschreibung der jeweiligen Abbildung bzw. Tabelle? Reicht der Text aus, um die Abbildung bzw. Tabelle zu erklären?
- Sind die Tabellen und Abbildungen sinnvolle Hilfen des Textes? Untermauern sie die jeweiligen erhobenen Ergebnisse?

3.5 Schritt 7: Einleitung

3.5.1 Allgemein

Wissenschaftliche Arbeiten bieten in der Einleitung einen kurzen Forschungsüberblick. In diesem Rahmen werden der aktuelle Stand der Forschung, die Forschungsrichtung und der Zusammenhang zum präsentierten Thema dargelegt.

Anhand der Einleitung wird der Leser an die Fragestellung herangeführt. Man muss sich aber immer im Klaren darüber sein, dass durch die Einleitung die Erwartungen für die weitere Arbeit geprägt werden. Ebenfalls kann man den Leser durch eine gelungene Einleitung dazu motivieren, die Arbeit komplett durchzulesen. Daher sollte der Text möglichst flüssig und elegant geschrieben sein.

Die Einleitung spielt in wissenschaftlichen Publikationen eine entscheidende Rolle:
- Sie stellt eine Kurzübersicht der Thematik dar.
- Sie führt den Leser an das zu behandelnde Problem heran.
- Sie stellt einen »roten Faden« dar, mithilfe dessen man sich im Text zurechtfinden kann.

> Die Einleitung besitzt in wissenschaftlichen Publikationen einen hohen Stellenwert.

Die Einführung der Thematik ist möglichst knapp und präzise vorzunehmen. Dabei ist zu beachten, dass in Abhängigkeit der vorgesehenen Leserschaft die Thematik leicht verständlich ist. Auch wird hier die Bedeutung des Forschungsgebiets betont.

Jedoch muss man bei dem Verfassen immer realistisch bleiben. Hochgeschraubte oder illusorische Erwartungen, die dann nicht erfüllt werden, führen schnell zu einem negativen Eindruck und können auf Unsicherheit hinweisen oder darauf, dass der Autor versucht, einem einfachen, bescheidenen Forschungsbeitrag unbedingt eine wichtige klinische Relevanz zuzuschreiben. Dennoch sollte der Wert der Arbeit deutlich herausgestellt werden. Auch kleine Schritte können die Forschung voranbringen.

3.5.2 Grundlegende Bestandteile einer Einleitung

Thema der der wissenschaftlichen Arbeit Die Themenstellung ist so präzise wie möglich zu beschreiben, indem man versucht, dem Leser den genauen Inhalt und das Ziel der Arbeit zu vermitteln.

Inhaltlicher Zusammenhang Neben dem Thema und der prinzipiellen Fragestellung können weitere Unterfragen, welche durch diese Arbeit berührt werden, erwähnt werden. Neben dem generellen Thema ist der exakte Bereich, mit dem sich die Arbeit befasst, kurz und prägnant zu beschreiben.

Darstellung der Schwerpunkte Die Schwerpunkte sind präzise in den Kontext des bis dahin bekannten Wissens zu stellen. Ebenfalls sinnvoll ist eine kurze und präzise Abgrenzung des gewählten Themenbereichs von anderen bereits veröffentlichten Ergebnissen anderer Forschungsgruppen.

Darstellung der primären Frage- und Zielstellung Die Fragestellung und die Ziele sind in der Einleitung kurz und klar darzulegen. Dabei ist es von entscheidender Bedeutung, diese Aussagen genau und präzise zu formulieren. Allgemeine Fragen sind häufig sehr offen gefasst, sodass die Beantwortung der konkreten Fragestellung schwierig bzw. ausufernd ist.

Darstellung der sekundären Frage- und Zielstellung Neben der zentralen Fragestellung und der Zielstellung können weitere Unterfragen bzw. Arbeitsziele formuliert werden. Dies erleichtert im Verlauf eine bessere Strukturierung der Arbeit. Entscheidend ist allerdings dabei, diese untergeordneten Ziel- und Fragestellungen mit einer Rangfolge zu versehen.

Darstellung und Begründung der Thematik, auf die sich die Arbeit nicht bezieht Man kann in der Einleitung eventuell auch die Themenbereiche erwähnen, auf die sich die Fragestellung *nicht* bezieht. Eine Begründung, warum diese angrenzenden Themenbereiche aus der Arbeit ausgeschlossen wurden, muss jedoch deutlich werden.

Grundlage und aktueller Wissensstand Die Ausgangslage zur beschriebenen Thematik des Manuskripts ist mit aktuellen Publikationen zu unterlegen. Dadurch könnten auch Rückschlüsse für eine sachlich begründete Eingrenzung der Thematik erfolgen.

Definition von zentralen Begriffen In der Einleitung sind die zentralen Begriffe zu definieren, ohne dabei durch eine Aneinanderreihung von Definitionen den Lesefluss zu stören. Es brauchen nur die Begriffe erläutert zu werden, die in Abhängigkeit des jeweiligen wissenschaftlichen Fachbereiches wirklich erläuterungsbedürftig sind. Solche Begriffsdefinitionen müssen ebenfalls durch Literaturangaben unterlegt werden.

Introduction

Endometrial cancer has become the most frequent gynecologic malignancy in the Western world [1–3], and despite the identification of several prognostic factors, such as histological type, histological grade, surgical stage, pelvic lymph node involvement and myometrial invasion [1, 2], it is estimated that approximately 20% of patients diagnosed with this disease die of it, even though they are diagnosed in an early stage [3].

Abb. 3.13 Beispiel einer Einleitung zur klinischen Situation. Während häufig der erste Satz die globale Situation darstellt, kann man im Folgenden schon ansatzweise zur Problematik überleiten. (Aus Mylonas et al. 2011)

Introduction

Quercetin is a bioflavonoid abundantly found in vegetables and fruits (Bischoff 2008; Boots et al. 2008; Murakami et al. 2008). Its structure as a pentahydroxylflavone with a catechol group confer it anti-oxidative properties (Bischoff 2008; Boots et al. 2008), and many studies have shown its neuroprotective, blood vessel-protective, anti-hypertensive, anti-thrombotic, anti-inflammatory, and cancer-protective effects (Bischoff 2008; Boots et al. 2008; Murakami et al. 2008). In addition to its cancer-prevention properties when incorporated as a micronutrient of the daily diet, several cell biological studies have shown that high doses of quercetin can cause direct cell death in cancer cells in vitro and in vivo (Nguyen et al. 2004; Dechsupa et al. 2007; Kim et al. 2008).

Abb. 3.14 Einleitung in ein zellbiologisches Thema. (Aus Klappan et al. 2012)

3.5.3 Praktisches Vorgehen

Erster Abschnitt

In den ersten beiden Paragraphen einer Einleitung wird in der Regel auf die Relevanz und die Aktualität des Themas hingewiesen.

Erster Paragraph Grundsätzlich empfiehlt es sich, die Einleitung mit einem Text zu beginnen, welcher die Neugier des jeweiligen Lesers aktiviert. Empfehlenswert wäre der Beginn der Einleitung mit dem aktuellen Wissensstand bzw. den aktuellen Befunden mit der Erwähnung von Zahlen und Fakten (Abb. 3.13, Abb. 3.14 und Abb. 3.15). Übertreibungen sowie Wertungen sind dabei allerdings zu vermeiden. Während in den meisten nichtnaturwissenschaftlichen Fächern häufig ein Zitat als Einstieg genutzt wird, ist dies in der Medizin nicht üblich. In seltenen Fällen kann eine Übersichtsarbeit jedoch mit einem Zitat begonnen werden.

3

Breast cancer is the most common malignancy in women of western countries.[1,2] In the United States, breast cancer among women is expected to account for 27% (192,370 women) of all new cancer cases in 2009 and for 15% (40, 170 women) of all cancer deaths. Breast cancer is more common in older women, and the number of older women with breast cancer is expected to increase in coming years.[3] In 2009, 1 in 16 women aged 70 years and older is expected to develop breast cancer compared with 1 in 29 women aged 60–69 years.[2] The group comprising elderly breast cancer patients is less extensively investigated, and it is believed that elderly patients receive less treatment compared with younger patients.[4–6]

Abb. 3.15 Beispiel Einleitung zur klinischen Situation. Um die Sachlage ausreichend darzustellen und die Problematik zu betonen, kann man bekannte Daten/Zahlen auflisten. (Aus Chatzidaki et al. 2011)

> Empfehlenswert wäre der Beginn der Einleitung mit dem aktuellen Wissensstand bzw. den aktuellen Befunden, unterstützt durch die Erwähnung von Zahlen und Fakten.

Zweiter Paragraph Um weiter in die Thematik einzusteigen, bietet es sich an, mit der aktuellen Situation fortzufahren. An dieser Stelle kann man auf die grundlegende Bedeutung der Thematik eingehen. In seltenen Fällen, v. a. bei medizinhistorischen Beiträgen, kann hier ein kleiner historischer Überblick über die Thematik gegeben werden.

> Während die Darstellung von Befunden, Fakten und Zahlen nicht immer eindeutig voneinander getrennt werden kann, empfiehlt es sich, darauf zu achten, in der Einleitung möglichst früh alle für den Text relevanten Begriffe zu definieren.

Zweiter Abschnitt

Die nächsten Paragraphen stellen in der Regel kurz das grundlegende Problem dar, mit welchem sich die wissenschaftliche Arbeit beschäftigt. Im Allgemeinen werden in diesem Zusammenhang die Arbeiten zitiert, die sich mit einer ähnlichen oder der gleichen Thematik auseinandergesetzt haben. Hier erfolgt auch in vielen Fällen eine Bezugnahme auf die Unterschiede zwischen diesen Arbeiten und der eigenen Abhandlung (Abb. 3.16).

In Abhängigkeit von der Herangehensweise zum Thema können die Hypothesen ebenfalls in der Einleitung erwähnt werden. Während in deduktiven Arbeiten die jeweilige Hypothese bestätigt oder widerlegt wird, werden bei induktiven Manuskripten nur die Forschungsfragen dargestellt, ohne die Hypothese explizit zu formulieren. Diese Herangehensweise führt zwangsläufig zu einer

There has been much controversy regarding the ideal treatment of breast cancer in elderly women.[3,4,7] The major issues regarding this age group are based on questions related to screening mammography, extent of treatment necessary to achieve a longer survival, and whether breast cancer is inherently more indolent in elderly patients.[7–12] However, little data exist concerning the complications of breast cancer surgery in the very elderly female population (≥80 years of age), especially because an adequate surgical approach is the cornerstone of breast cancer treatment. [13–17] Therefore , the purpose of this analysis was to evaluate the perioperative morbidity and mortality of a group of women with a minimum age of 80 years who underwent surgery for breast cancer.

Abb. 3.16 Einleitung zur klinischen Situation. Während im ersten Abschnitt der Einleitung das grundlegende Problem dargelegt wird, folgt im zweiten Abschnitt eher die Überleitung und Benennung der eigenen Fragestellung bzw. Hypothese. (Aus Chatzidaki et al. 2011)

Therefore the aims of this study were:

A. An evaluation of distribution patterns of ER and PR and an assessment of the influence of the method of preparation on the receptor status.
B. Characterization of GdA distribution pattern in freshly isolated human glandular cells of the proliferative phase and the early and late secretory phase of the endometrium using a new monoclonal antibody.

Abb. 3.17 Formulierung der Ziele der wissenschaftlichen Arbeit. Eine direkte Formulierung ist in medizinischen Fachkreisen nicht immer gern gesehen. Allerdings kann sie für den Leser die Hypothesen und die Ziele viel besser darstellen als nur ein vager Text. Der Vorteil eines solchen Vorgehens besteht natürlich auch darin, dass man in der Diskussion auf die Beantwortung dieser Fragen eingehen muss, was die konkrete Planung des Manuskripts sehr erleichtert. (Aus Mylonas et al. 2000)

Festlegung, ob in der Arbeit die Hypothesen überprüft werden oder abgeleitet werden sollen. Dies sollte schon vor Beginn des Schreibprozesses festgelegt werden.

Da mit einer wissenschaftlichen Arbeit eine Antwort auf eine gestellte Frage gegeben werden soll, ist es von entscheidender Bedeutung, diese Fragestellung klar und prägnant zu formulieren. Die Fragestellung kann entweder direkt formuliert werden (Abb. 3.17) oder auch indirekt durch die Benennung des Zieles der wissenschaftlichen Arbeit (Abb. 3.16). Die Definition von Begriffen kann mit den jeweiligen Fragestellungen kombiniert werden. Ebenfalls sind die Fragestellungen mit dem Ziel der wissenschaftlichen Arbeit eng verknüpft.

Forschungsfragen klar und prägnant formulieren.

Die Hypothese bzw. offene Fragestellung ermöglicht dem Gutachter und dem Leser, während der Durchsicht des ganzen Manuskriptes den Argumentationen und Rückschlüssen der Autoren besser zu folgen.

3.5.4 Praxistipps

Es ist günstig, die Einleitung erst nach der Fertigstellung des Hauptteils zu verfassen. Dadurch ergeben sich die besten Möglichkeiten, die verschiedenen Textteile aufeinander abzustimmen und zusammen aufzubauen.

Die Einleitung sollte nicht mehr als 10–15% des gesamten Manuskriptes umfassen.

Oft erscheint der genaue Umfang der Einleitung als problematisch. Generell sollte die Einleitung nicht mehr als 10–15% des gesamten Manuskriptes ausmachen.

Der Beginn der Einleitung mit einer kontroversen Behauptung weckt zwar das Interesse des Lesers, ist aber in medizinischen Originalarbeiten nicht üblich und verleitet den Gutachter bzw. den Leser eher zu einer negativen Grundeinstellung gegenüber dem Autor.

3.6   Schritt 8: Diskussion

3.6.1 Allgemein

Eine eindeutige Antwort auf die zentrale Fragestellung in der Diskussion geben.

Die Diskussion ist erfahrungsgemäß der schwierigste Teil eines Manuskripts. Primäres Ziel ist natürlich, die eigenen erhobenen Ergebnisse zu bewerten und zu interpretieren. Mit anderen Worten: Während im Abschnitt Ergebnisse die Befunde der wissenschaftlichen Arbeit präsentiert werden, müssen sie in der Diskussion bewertet werden. Aus den Ergebnissen ist immer eine Schlussfolgerung zu ziehen. Zusätzlich müssen die eigenen Ergebnisse in Beziehung zur aktuellen Forschung gestellt werden. Aufgestellte Hypothesen sind klar und deutlich zu kommentieren: Entweder wird die Hypothese bestätigt oder widerlegt. Auch in der Arbeit offen gebliebene Fragen können in der Diskussion erwähnt werden. Niemand kann erwarten, dass eine einzelne Forschungsarbeit gleich ein ganzes Arbeitsgebiet aufklärt.

3.6.2 Strukturierung der Diskussion

Leider ist eine didaktisch wertvolle Interpretation der eigenen Ergebnisse nicht immer einfach und erfordert sowohl ein entsprechendes Wissen als auch Erfahrung. Demzufolge ist es sehr wichtig, vor der eigentlichen Schreibarbeit dieses Kapitel wiederum in logische und in sich zusammenhängende Abschnitte zu strukturieren. Um dies möglichst effektiv zu gestalten, bietet sich in zahlreichen Fällen eine analoge Strukturierung zum Abschnitt »Ergebnisse« an (▶ Abschn. 3.3).

In der Diskussion werden zunächst die eigenen Ergebnisse in wenigen Sätzen erläutert. Nicht alle Leser haben sämtliche Ergebnisse der Arbeit im Kopf behalten, sodass eine kurze Erwähnung der grundlegenden Resultate sinnvoll erscheint. Obwohl dies eine Wiederholung darstellt, ist sie in den meisten Fällen nicht zu vermeiden, da sie die Argumentationsbasis in der weiteren Diskussion absichert.

Jeder einzelne Abschnitt der Diskussion muss eine in sich geschlossene Einheit sein. In dieser Einheit sind die in der ▶ Übersicht gelisteten Aspekte zu berücksichtigen und zu diskutieren.

Inhalte des Kapitels »Diskussion«
- Interpretation der eigenen Daten
- Vergleich der eigenen Daten mit bereits bekanntem Wissen und vorangegangenen Publikationen
- Fehlermöglichkeiten und Schwachpunkte der eigenen Daten und Interpretation
- Zusammenfassende Schlussfolgerung aus der eigenen Arbeit

Interpretation der eigenen Daten

Die kritische und ausführliche Interpretation der eigenen Daten stellt ein wichtiges Merkmal in der Diskussion dar. Dabei muss man als Autor sehr gründlich vorgehen. Die einzelnen Aspekte der Argumentation müssen in einer klaren und präzisen Sprache diskutiert werden. Überschwängliche Formulierungen sind in diesem Zusammenhang fehl am Platz. Wenn man bedenkt, dass nur ca. 5% aller klinischen Studien zu diagnostischen oder therapeutischen Konsequenzen führen, ist die Bedeutung der eigenen Forschungsarbeit im globalen Kontext der Wissenschaft ersichtlich.

> Die eigenen Ergebnisse sollten nicht übermäßig wichtig genommen werden und die Interpretation demzufolge sachlich-fachlich erfolgen. Überschwängliche Formulierungen und eine Überinterpretation der eigenen Daten ist tunlichst zu vermeiden.

Autoren, aber auch Gutachter neigen häufig dazu, ein Ergebnis in Abhängigkeit zu einer statistischen Signifikanz zu interpretieren. Während man einem rein arithmetisch signifikanten Ergebnis eine große Bedeutung zukommen lässt, bleiben nichtsignifikante Resultate meistens unbeachtet. Dies stellt ein sehr häufiges Problem v. a. in biologischen und molekularbiologischen Arbeiten dar, wo beispielsweise minimale Induktionen oder Aktivierungen eines Transkriptionsfaktors mehr bewirken können als starke Veränderungen bei irrelevanten Proteinen. Dies kann zu zahlreichen Fehlschlüssen und Fehlinterpretationen führen.

Die wissenschaftliche und sogar klinische Bedeutung eines Ergebnisses ist nicht unbedingt vom arithmetischen Signifikanzwert abhängig.

Vergleich der eigenen Daten

Beim Vergleich der eigenen Ergebnisse mit bereits vorhandenem Wissen und anderen Publikationen muss sehr gründlich vorgegangen werden. Demzufolge ist es von wesentlicher Bedeutung, alle relevanten Arbeiten und deren Schlussfolgerungen zu kennen.

Natürlich ist es für den jeweiligen Autor immer sehr erfreulich, wenn andere Autoren ähnliche Ergebnisse erzielt haben und die eigenen Resultate somit erhärten. Mit Vergleichen und Rückschlüssen von einer wissenschaftlichen Arbeit auf eine andere muss man

Oftmals sind direkte Vergleiche zwischen unterschiedlichen Publikationen nicht sinnvoll – sie sollten immer im Zusammenhang mit der durchgeführten Untersuchung vorgenommen werden.

3

allerdings insbesondere bei kontroversen Ergebnissen sehr umsichtig sein.

Dennoch ist es wichtig, wissenschaftliche Publikationen mit konträren Ansichten und Ergebnissen in die Diskussion mit aufzunehmen. Dabei muss der Unterschied zwischen den eigenen und den fremden Ergebnissen erwähnt und erläutert werden. Bei Diskrepanzen sollte der Abschnitt Material und Methoden der jeweiligen Arbeit sehr aufmerksam durchgelesen werden, um ggf. eine Ursache für die unterschiedlichen Ergebnisse zu gewinnen. Häufig kommen unterschiedliche Resultate aufgrund von unterschiedlichen Methoden und Materialien zustande. Die Ursachen solcher Diskrepanzen können dann entsprechend fachlich erwähnt und diskutiert werden.

Die Interpretation der eigenen Daten dient aber auch dazu, Kritikpunkte anzusprechen und zu diskutieren. Um Kritikpunkte einer Arbeit in der Diskussion vorwegzunehmen und zu beantworten, ist es natürlich notwendig, die häufigsten von Gutachtern bemängelten Probleme wissenschaftlicher Arbeiten zu kennen (▶ Übersicht).

Häufige Kritikpunkte von wissenschaftlichen Arbeiten
- Überbewertung der eigenen Ergebnisse
- Falsch angewendete statistische Verfahren
- Fehlende oder unpassende Kontrollproben und -gruppen
- Fehlende oder unpassende Methoden zur Beantwortung der zentralen Fragestellung
- Fehlerhafte und unzulässige Interpretation der eigenen Daten
- Unzulässige Vergleiche zwischen In-vitro- und In-vivo-Daten bzw. Rückschlüsse von Tiermodellen auf den Menschen

---

Kritikpunkte plausibel, logisch und ehrlich in der Diskussion bearbeiten.

Wenn man die Schwachstellen der eigenen Arbeit kennt, kann man diese schon im primären Manuskript erwähnen und auch kritisch beleuchten. Dabei ist es entscheidend, diese Kritikpunkte plausibel, logisch und ehrlich in der Diskussion zu bearbeiten. Allerdings muss man darauf achten, dass eine Diskussion nicht von den Schwachstellen der wissenschaftlichen Arbeit dominiert wird, d. h. dass man sich bereits selber in die Ablehnung diskutiert.

> Die Qualität einer wissenschaftlichen Arbeit lässt sich u. a. daran messen, inwieweit Diskrepanzen zum vorhandenen Wissen plausibel und logisch erklärt werden.

Schwachpunkte der eigenen wissenschaftlichen Arbeit

Jede wissenschaftliche Arbeit hat immer nur eine sehr eingeschränkte Aussagekraft. Dies ist v. a. abhängig von der Größe der Stichprobe und der jeweils verwendeten Methode. Darum sind nicht nur die Vorteile der eigenen wissenschaftlichen Arbeit und der genutzten Methoden zu erwähnen, sondern auch die Schwachstellen selbstkritisch zu betrachten.

Conclusions

The present study demonstrates the efficacy of nelfinavir in breast cancer cells as a single agent, and a possible combination treatment with tamoxifen. Both nelfinavir and tamoxifen are already-approved drugs with known pharmacokinetics, and they generally exhibit relative mild and well tolerable adverse effects even after long-term application. Since the concentrations of both drugs have to be increased for an efficient cancer therapy, and a combination of these two drugs has not yet been tested in humans, however, it is important to first test the safety and tolerability of this combination in phase I studies.

Abb. 3.18 Beispiel einer Zusammenfassung am Ende des Manuskripts. In diesem Fall wurde von der Zeitschrift ein separater Abschnitt »Conclusions« nach der Diskussion verlangt. (Aus Brüning et al. 2010)

Vor allem die Schwachpunkte der eigenen Untersuchung mit den entsprechenden Fehlermöglichkeiten in der Interpretation der Daten stellen einen wichtigen Bestandteil der Diskussion dar. Diese müssen möglichst plausibel und logisch definiert und erklärt werden. Viele Autoren glauben, dass das Eingestehen der Schwachpunkte der eigenen wissenschaftlichen Arbeit ein Zeichen von Inkompetenz und schlechter Planung darstellt. Allerdings muss sich jeder Autor immer vor Augen halten, dass sowohl der Gutachter als auch der Leser mit methodischen Schwachstellen einer wissenschaftlichen Arbeit rechnet und diese sogar erwartet.

> Entscheidend ist nicht, dass ein Forschungsprojekt Schwachstellen hat, sondern inwieweit diese Schwachstellen erwähnt und diskutiert werden.

Schlussfolgerung

Grundsätzlich sollte jeder einzelne Absatz mit einer klaren Schlussfolgerung enden. Diese Schlussfolgerung wird aus den eigenen Ergebnisse und der bislang bekannten Literatur hergeleitet. Es muss klar und deutlich dargestellt werden, welche Ziele die durchgeführte Forschungsarbeit erreicht hat. Für eine ausreichende Interpretation der erhobenen Daten wäre es ebenfalls möglich, neue Hypothesen bzw. Fragestellungen in diesem Zusammenhang anzugeben und somit den Leser auf zukünftige Forschungsrichtungen hinzuweisen.

> Absolute und überschwängliche Formulierungen in der Schlussfolgerung vermeiden, da die Bedeutung der eigenen wissenschaftlichen Arbeit erst im Nachhinein beurteilt werden kann.

3.6.3 Abschluss der Diskussion – Zusammenfassung und Ausblick

Allgemein

Nach der Diskussion schließt sich normalerweise noch ein kleiner Absatz an, welcher die Zusammenfassung der Arbeit und den Ausblick in die Zukunft kurz beinhaltet. Einige Zeitschriften verlangen nach der Diskussion einen separaten Abschnitt mit einer kurzen Zusammenfassung (nicht zu verwechseln mit dem übergeordneten »Abstract«) (◘ Abb. 3.18). Egal ob ein separater Abschnitt verlangt wird oder nicht, empfiehlt es sich, den letzten Paragraphen der Diskussion

> Der letzte Paragraph der Diskussion lässt sich für eine kurze Zusammenfassung mit Ausblick nutzen.

3

für eine kurze Zusammenfassung mit einem Ausblick zu nutzen. Dies kann auch zum Anlass dienen, die komplette Diskussion nochmals zu überarbeiten und auf Verständlichkeit und nachvollziehbare Logik zu prüfen.

Erneute Durchsicht der Diskussion

Die Diskussion sollte abschließend in ihrer Gesamtheit erneut überprüft werden. Vor allem die Verständlichkeit und die nachvollziehbare Logik in der Argumentation sind entscheidende Schritte in dieser Phase der Überarbeitung. Grundlegende Voraussetzung ist natürlich eine selbstkritische Herangehensweise an die eigene wissenschaftliche Arbeit und den verfassten Text.

Ein häufiges Problem stellt der einheitliche Lesefluss der Diskussion dar. Häufig wird nicht bemerkt, dass der Text sehr wortlastig und monoton ist. Ebenfalls entgeht es häufig dem Autor, dass trotz aller Argumentationen eine konkrete Schlussfolgerung bzw. Empfehlung fehlt. Die einzige Möglichkeit, dieser Situation vorzubeugen, besteht darin, sich in einen Gutachter bzw. Leser zu versetzen und die Arbeit **aus einem anderen Blickwinkel** zu betrachten. Dabei hilft es, sich bei der Durchsicht folgende grundlegenden Fragen stellen:

- Falls der Leser von dem Manuskript nur eine Idee bzw. Kernaussage mitnimmt: Welche sollte diese sein?
- Folgt die Diskussion einem logischen »roten Faden«?
- Was würde ich als externer Leser von meinem Manuskript halten?

> **Die neuen Erkenntnisse und ggf. die Innovation der vorgestellten wissenschaftlichen Arbeit sind dem Leser klar darzustellen.**

Alles, was in dem Manuskript aufgeführt und gelistet wird, dient einzig und allein dazu, das Thema und die zentrale Fragestellung zu untermauern. Demzufolge ist all das, was die Quintessenz des Manuskripts nicht unterstützt, wegzulassen.

Der letzte Absatz

Die Begriffe Zusammenfassung und Ausblick haben unterschiedliche Bedeutung. Während die Zusammenfassung eine kompakte Darstellung der wesentlichen Rückschlüsse aus der Arbeit darstellt, richtet sich der Ausblick vielmehr auf den potenziellen Nutzen dieser Ergebnisse. Somit ist eine analytische und systematische Trennung dieser beiden Aspekte sinnvoll.

> **Die Zusammenfassung umfasst i. Allg. nicht mehr als 5–6 Sätze.**

Zusammenfassung in der Diskussion Die Zusammenfassung ist typischerweise der letzte Paragraph des Manuskripts. Sie bildet den Abschluss des gesamten Manuskripts. Normalerweise enthält die Zusammenfassung nicht mehr als 5–6 einzelne Sätze (◘ Abb. 3.19).

- Die Zusammenfassung muss einen klaren Bezug zu der wesentlichen Fragestellung des Manuskripts besitzen.
- In der Zusammenfassung werden primär nur die zentralen Ergebnisse präsentiert. Dabei können kritische Aussagen, da sie ja bereits im Vorfeld diskutiert wurden, vernachlässigt werden.

In conclusion, the inhibin-βA subunit was identified in malignant endometrioid uterine tissue, and is associated with myometrial invasion. By evaluating staining intensity, better cause-specific survival of patients with a negative or low inhibin-βA immunolabeling intensity was demonstrated. Therefore, although of some use, semi-quantification of immunohistochemical reactions should be performed in conjunction with staining intensity evaluation in the analysis of the inhibin-βA subunit as a prognostic marker in endometrial cancer patients.

Abb. 3.19 Beispiel einer kurzen Zusammenfassung am Ende des Manuskripts als letzter Paragraph der Diskussion. (Aus Mylonas 2011)

As life expectancy in western populations steadily increases, during the coming years more women older than aged 80 years will be diagnosed with breast cancer.[12] Therefore, in the near future, further studies (especially prospective ones) and clinical trials that include women older than aged 80 years should be conducted to provide accurate guidelines for the risks and benefits associated with breast cancer surgery in this specific age group.

Abb. 3.20 Beispiel eines Ausblicks am Ende des Manuskripts, häufig nach der Zusammenfassung. Dabei werden häufig ganz kurz die Einschränkungen der jeweiligen Untersuchung und die Möglichkeiten angesprochen, wie man diese Einschränkungen in der Zukunft umgehen kann. (Aus Chatzidaki et al. 2011)

Allerdings ist eine ausgeprägte, selbstbewusste Darstellungsweise auch in der Zusammenfassung zu vermeiden.

- Ein nicht eindeutiges Ergebnis bzw. ein negatives Ergebnis kann durchaus ein Ergebnis darstellen. Derartige Befunde sollten ebenfalls in der Zusammenfassung kurz dargestellt werden, wobei die richtige Präsentation im Zusammenhang mit der Fragestellung zu beachten ist.
- In der Zusammenfassung muss auch die eigene Meinung über die erhobenen Ergebnisse zum Tragen kommen. Allerdings sollte diese Meinung im Vorfeld schon begründet worden sein.

Ausblick in der Diskussion Zum Schluss der Zusammenfassung wird von vielen Autoren noch ein Ausblick formuliert, bei dem die zentralen Ergebnisse des Manuskripts in die Zukunft projiziert werden (A **Abb. 3.20**). Der Ausblick stellt typischerweise die letzten 1–2 Sätze eines Manuskripts dar.

- Im Ausblick sind mögliche Implikationen der Arbeit für die Forschung bzw. alltägliche Praxis aufzuzeigen.
- Bezug nehmend auf die vorhandenen Ergebnisse können bevorstehende weitere Entwicklungen kurz erwähnt werden.
- Offene bzw. ungelöste Fragen, welche aus der Interpretation der erhobenen Daten entstanden sind, sind an dieser Stelle kurz zu skizzieren.
- Der Konjunktiv ist hier sicherlich die dominanteste Sprachform.

> In der Zusammenfassung muss eindeutig herausgestellt werden, was an dieser wissenschaftlichen Arbeit neu ist und auf welche Weise die Ergebnisse den bisherigen Wissensstand bereichern.

Acknowledgments
The generous supply of bortezomib by Millenium Phamaceuticals,
Cambridge, MA, USA, and the generous supply of nelfinavir by Pfizer,
Groton, CT, USA, are gratefully appreciated. The authors are much
obliged to the highly skilful and motivated technical assistance of
Petra Burger (DNA fragmentation assay), Martina Rahmeh
(proteasome assay analysis) and Marianne Vogel (FACScan analysis).

◻ **Abb. 3.21** Beispiel einer Danksagung im Manuskript. Es ist immer sehr schön
(auch für den Gutachter und Leser), wenn erkenntlich ist, welchen Beitrag die Personen in der Danksagung für diese Untersuchung geleistet haben. (Aus Klappan
et al. 2012)

3.7   Schritt 9: Weitere Abschnitte des Manuskripts

3.7.1   Allgemein

Obwohl eine Danksagung nicht zwingend erforderlich ist, ist sie jedoch Standard in den meisten Manuskripten. In zahlreichen Zeitschriften wird zusätzlich eine Stellungnahme über die Finanzierung
der Untersuchung sowie die Angabe von Interessenkonflikten der
Autoren verlangt. Einige Zeitschriften wünschen ebenfalls eine kurze
Darstellung über den Beitrag des jeweiligen Autors für die wissenschaftliche Arbeit.

❯ Überprüfen Sie anhand der Autorenhinweise der Zeitschrift,
wo und in welchem Format die Danksagung, die Finanzie-
rungsangaben, die Interessenkonflikte sowie ggf. der Beitrag der einzelnen Autoren stehen sollten.

3.7.2   Danksagung

Die Danksagung steht meistens am Ende der Diskussion, vor den
Bildlegenden und dem Literaturverzeichnis. Da eine wissenschaftliche Arbeit selten nur allein von den Autoren durchgeführt wurde,
sondern auch viele weitere Helfer hatte, ist es in der Regel nur fair,
eine Danksagung im Manuskript vorzunehmen.

In der Danksagung sollten alle weiteren Personen, die zum Ge-
lingen der Forschungsarbeit beigetragen haben, aufgelistet werden
(◻ Abb. 3.21). Auch der Biomathematiker, wenn dieser bei der Auswertung der Daten geholfen hat, ist hier zu nennen. In diesem Zusammenhang muss aber auch erwähnt werden, dass Personen, die
einen substanziellen Beitrag zu der wissenschaftlichen Arbeit geleistet
haben, eher in die Autorenliste gehören.

> Lesen Sie einige Danksagungen von bereits erschienenen Beiträgen in der jeweiligen Zeitschrift, um zu erfahren, wie diese häufig gestaltet sind. Ebenfalls sollten Sie sich die Stellungnahme der DFG zur Autorenschaft (welche Personen qualifizieren sich für eine Autorschaft) durchlesen (www.dfg.de).

3.7.3 Finanzierung

Bei jeder wissenschaftlichen Publikation, die nicht ausschließlich von Hausmitteln finanziert wurde, ist es wichtig, die weitere Finanzierung der Arbeit zu erwähnen. Entscheidend ist dabei nicht nur die Erwähnung von Finanzierungen im Rahmen von Forschungsprojekten (z. B. DFG, BMBF, Krebshilfe u. a.) sondern auch von Drittmitteln aus der Wirtschaft (Abbildung 24). Natürlich müssen Objektivität und Neutralität immer gewährleistet sein.

Eine Erwähnung der Finanzierung von Forschungsprojekten in der wissenschaftlichen Arbeit gehört neben den jeweiligen Pflichten bei Erhalt eines Stipendiums oder einer Projektfinanzierung auch zum wissenschaftlichen und persönlichen Ethos seinen Geldgebern gegenüber. Bei einer Finanzierung aus der freien Wirtschaft besteht natürlich immer eine Voreingenommenheit des Lesers bzw. der Herausgeber. So werden intuitiv Untersuchungen, welche durch Drittmittel aus der freien Wirtschaft finanziert wurden, kritischer bewertet und begutachtet. Zum Beispiel wird die Publikation einer Vergleichsstudie zweier Medikamente, bei der eines der Medikamente oder gar die ganze Studie von der Herstellerfirma des Medikaments finanziert wurde, aus durchaus nachvollziehbaren Gründen besonders kritisch betrachtet und nicht immer vorurteilsfrei bewertet. Allerdings sind im heutigen Zeitalter, wo kostenintensive Untersuchungen nur mit Unterstützung von Drittmittelgebern gewährleistet sind, fast keine großen Studien durchführbar, welche nicht durch große Wirtschaftsunternehmen finanziert werden.

Dennoch müssen alle Quellen, die finanziell zur Durchführung der Untersuchung beigetragen haben, erwähnt werden. Anhand der Autorenhinweise der jeweiligen Zeitschrift kann überprüft werden, wo eine Stellungnahme zur Finanzierung steht. Häufig wird diese separat im Anhang gelistet oder sogar auf der ersten Seite erwähnt. Falls keine Vorgaben von dem Journal existieren, fügen Sie die Geldgeber (Name und Land, ggf. die Registriernummer der finanzierten Untersuchung) als letzten Satz in der Danksagung ein (◘ Abb. 3.22).

3.7.4 Interessenskonflikte

Die Darstellung von Interessenskonflikten dient ebenfalls der kritischen Bewertung der Arbeit durch die Gutachter bzw. den Leser.

Acknowledgements
The authors are greatly indebted to Marianne Vogel, Reinhild Joswig, and Petra Burger for their excellent and highly motivated technical assistance. The generous supply of nelfinavir by Pfizer (Groton, CT, USA) is gratefully appreciated. This work was supported by the German Research Foundation (Deutsche Forschungsgemeinschaft DFG BR 3641/1-1 and DFG BR 3641/3-1).

◻ **Abb. 3.22** Beispiel einer Danksagung mit angegebener Finanzierung. Die Danksagung bezieht sich häufig auch auf Firmen, die z. B. Proben bzw. Substanzen kostenlos zur Verfügung stellten. Die angegebene Finanzierung von öffentlichen Mitteln ist in diesem Fall unabdingbar, da diese öffentlichen Institutionen natürlich auch einen Rechenschaftsbericht von den Antragstellern verlangen. (Aus Brüning et al. 2010).

Conflict of interest
The authors declare that they have no competing interests. The authors have full control of all primary data and agree to allow the journal to review their data if required.

◻ **Abb. 3.23** Beispiel einer Interessenskonfliktangabe im Manuskript. Die Angabe, dass man die erhobenen Daten jederzeit zur Prüfung vorlegt, ist abhängig von der entsprechenden Zeitschrift. Allerdings spielt dies v. a. bei der Finanzierung durch die Industrie eine Rolle und signalisiert wissenschaftliche Unabhängigkeit. (Aus Käufl et al. 2011)

Conflict of interest
The author declares that he has no competing interests and no conflicts of interest. He received a lecture fee in the year 2006 with the title "Endometrial cancer and inhibin subunits".

◻ **Abb. 3.24** Beispiel einer Interessenskonfliktangabe im Manuskript. In den meisten Fällen müssen auch honorierte Vorträge erwähnt werden. Eine Ablehnung des Manuskripts aufgrund einer solchen Angabe ist den Autoren dieses Buches nicht bekannt. Besser ist es jedoch, sehr genau die Register der jeweiligen Zeitschrift durchzulesen. (Aus Mylonas 2011)

In diesem Bereich sind alle Interessenskonflikte zu erwähnen (◻ Abb. 3.23). Dazu gehört ebenfalls die Angabe zur finanziellen Unterstützung für Vorträge oder Stellungnahmen (◻ Abb. 3.24). Eine Beratertätigkeit, Aktienanteile der Firma bzw. sonstige finanzielle Interessen sind ebenfalls aufzulisten. Mittlerweile sind zahlreiche Zeitschriften dazu übergegangen, auch die Interessenskonflikte der engsten Verwandten (z. B. Lebenspartner oder Kinder) zu verlangen.

Häufig wird eine Offenlegung der Interessenskonflikte von den Autoren als problematisch für eine erfolgreiche Publikation angesehen. Allerdings stellen vorhandene Interessenskonflikte nicht unbedingt ein Hindernis für das Erscheinen eines Manuskripts dar.

Wichtig ist vielmehr die offene und ehrliche Darlegung dieser Finanzierungen. Das Problem stellen eher eventuell fehlende oder unterschlagene Angaben von Interessenkonflikten dar.

— Da heutzutage wissenschaftliche Arbeiten mittlerweile nur sehr selten nicht von Drittmitteln finanziert werden, beinhaltet die Erwähnung aller Interessenskonflikte keinen Ablehnungsgrund der wissenschaftlichen Arbeit. Da in den meisten Fällen die Zeitschrift verlangt, dass ein rechtsverbindliches Formular über die bestehenden Interessenkonflikte unterschrieben werden muss, könnte eine fehlende bzw. falsche Angabe sogar rechtliche Konsequenzen nach sich ziehen.

— Interessenskonflikte können öffentlich gemacht werden, sodass der Autor, falls er diese Interessenskonflikte nicht angegeben hat, mit einem Verlust seiner Glaubwürdigkeit konfrontiert ist.

— Alle Interessenskonflikte müssen am Ende des Manuskripts angegeben werden. Anhand der Autorenhinweise der jeweiligen Zeitschrift kann überprüft werden, wo genau eine Stellungnahme zu erwähnen ist. Häufig wird diese separat im Anhang gelistet. Falls keine Vorgaben von dem Journal existieren, können die Interessenkonflikte als letzter Satz in die Danksagung eingefügt werden.

— Hat man keine Interessenskonflikte, was bei den meisten publizierten Forschungsarbeiten der Fall ist, muss auch dies in Form einer meist von den Zeitschriften vorgegebenen, einheitlichen Erklärung angegeben werden.

> **Alle Interessenskonflikte müssen am Ende des Manuskripts angegeben werden.**

3.7.5 Beiträge der einzelnen Autoren

Viele Zeitschriften verlangen mittlerweile eine Stellungnahme zu dem Beitrag der einzelnen Autoren. Während in einigen Journalen nur ein gesondertes Formular mit diesen Angaben auszufüllen ist (◙ Abb. 3.25), ist in anderen Zeitschriften (in den meisten Fällen »Open-Source-Journale«) eine kurze Stellungnahme nach der Danksagung nötig (◙ Abb. 3.26). Die Angabe der Beiträge der einzelnen Autoren soll zu einer größeren Transparenz führen.

Diese Situation resultiert meistens daraus, dass in einigen kurzen Arbeiten (z. B. Fallberichten) zahlreiche Autoren (bis zu 10 Einzelautoren) aufgeführt wurden. Da solche »übertriebenen« und auch »geschenkten« Autorenschaften sowohl das Ansehen der Arbeitsgruppe als auch der Zeitschrift schmälern können, ist genau abzuwägen, ob eine Person einen substanziellen Beitrag zum Erfolg der Arbeit beigesteuert hat, oder ob sie eher für die Danksagung qualifiziert ist.

❯ **Es ist sinnvoll, »Stellungnahmen zu den einzelnen Beiträgen eines Autors« von bereits erschienenen Beiträgen in der entsprechenden Zeitschrift durchzulesen, um zu erfahren, wie eine solche zu gestalten ist. Es empfiehlt sich ebenfalls,**

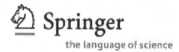

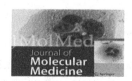

STATEMENT OF AUTHORSHIP AND DISCLOSURE OF POTENTIAL CONFLICT OF INTEREST FORM

MANDATORY SUBMISSION FORM   Manuscript No. _____

I am aware of the contents and consent to the use of my name as an author of a manuscript entitled:

_____

_____

that is to be considered for publication in the *Journal of Molecular Medicine (J Mol Med).* I hereby certify that, to the best of my knowledge:

1. This manuscript is not currently under consideration, in press or published elsewhere.

2. This manuscript is truthful original work without fabrication, fraud or plagiarism.

3. I have made an important scientific contribution to this study, I am familiar with the primary data, and I have read the entire manuscript and take responsibility for its content.

4. No financial support or benefits have been received by me, by any member of my immediate family, or any individual or entity with whom or with which I have a significant relationship from any commercial source which is related directly or indirectly to the scientific work which is reported on in the article except as described below. (I understand an example of such support would be a consulting fee, support for research activities or a gift.)

5. Moreover, neither I, nor any member of my immediate family, nor any individual or entity with whom or with which I have a significant relationship has a financial interest in the subject matter discussed in the manuscript. (I understand an example of such a financial interest would be a stock interest in any business entity which is included in the subject matter of the manuscript or which sells a product relating to the subject matter of the manuscript.)

Exceptions to points 4 and/or 5: Please describe here, using a separate sheet if necessary, any financial interests/arrangements with one or more organizations that could be perceived as a real or apparent conflict of interest in the context of the subject of your manuscript:

_____

_____

_____

If any commercial interests/arrangements are described above, I understand that the staff of the Journal will keep this information confidential but communicate it to the handling Associate Editor and – if necessary – to the reviewers. I also understand that if the manuscript is accepted, the Editors will discuss with me the manner in which such information is to be communicated to the reader. I hereby grant permission for any such information to be included with publication of the manuscript in the *Journal of Molecular Medicine (J Mol Med).*

◻ **Abb. 3.25** Stellungnahme für die Herausgeber zu den Beiträgen der einzelnen Autoren für die Forschungsarbeit. (Quelle: Springer, www.springer.de)

Authors' contributions
NB and TB carried out the data collection and data analysis, and drafted the manuscript. AB participated in the design of the study, performed the statistical analysis and participated in the interpretation of data. DD and FB participated in the design of the study and the acquisition and interpretation of data. FK was involved in the interpretation of data and critically revised the manuscript. IM conceived the study, participated in its design and coordination, and helped in statistical analysis and drafting of the manuscript. All authors have read and approved the final manuscript.

Abb. 3.26 Beispiel einer Stellungnahme für den Beitrag jedes Autors (als Initialen). Zusammen mit der Danksagung kann der Leser einschätzen, welche Person was für die Entstehung der wissenschaftlichen Publikation beigesteuert hat. (Aus Bassarak et al. 2010).

die Stellungnahme der DFG zur Autorenschaft (welche Personen sich mit welchen Beiträgen für eine Autorenschaft qualifizieren) durchzulesen.

3.8   Schritt 10: Titelseite

3.8.1   Allgemein

Die erste Seite eines Manuskripts beinhaltet den Titel und alle nötigen Informationen über die Autoren und deren Kontaktdaten. In einzelnen Journalen, in denen eine verblindete Begutachtung ohne Autorenerkennung erfolgt, muss ein separates Titelblatt ohne Autorennamen und Institutsbenennungen vorgelegt werden. Demzufolge sind vor dem Einreichen der Arbeit die Autorenhinweise der Zeitschrift genau durchzulesen, die Titelseite ist entsprechend zu formatieren.

In den meisten Fällen beinhaltet die Titelseite die in der ▶ Übersicht dargestellten Angaben.

Inhalt der Titelseite
- Titel der Arbeit
- Namen der Autoren
- Name des jeweiligen Instituts oder der Hochschule, in welcher die Autoren tätig sind
- Angaben des korrespondierenden Autors für die Kommunikation der Herausgeber der Zeitschrift und den Lesern (falls die Arbeit angenommen wird)
- Häufig ist auch die Angabe der Gesamtzahl der Wörter und ein Kurztitel (»running title«) erforderlich.

Invest New Drugs (2012) 30:1389–1395
DOI 10.1007/s10637-011-9704-7

PRECLINICAL STUDIES

The HIV reverse transcriptase inhibitor tenofovir induces cell cycle arrest in human cancer cells

Abb. 3.27 Beispiel eines Titels. Die grammatikalische Nutzung des Präsens, v. a. in Kombination mit dem Aktiv (»drug A induces the phenomenon X«) hat in den letzten Jahren auch bei mitteleuropäischen Arbeitsgruppen zugenommen. Der Vorteil ist ein ansprechender Titel, der zum Weiterlesen einlädt. Der Nachteil ist natürlich, dass die Neutralität eines Titels eher zugunsten einer häufig vorgetäuschten Aktivität verlassen bzw. durch Suggestion ersetzt wird. (Aus Brüning et al. 2012)

Arch Gynecol Obstet (2011) 284:467–476
DOI 10.1007/s00404-010-1680-1

GYNECOLOGIC ONCOLOGY

Inhibin-βA subunit immunolabeling as a prognostic factor in endometrioid adenocarcinomas: a matter of evaluation?

Abb. 3.28 Die Nutzung einer Frage im Titel war bis vor einigen Jahren eine sehr beliebte Möglichkeit, den Titel zu gestalten. Mittlerweile ist diese Form allgemein etwas zurückgegangen und durch die aktive, ansprechende Form ersetzt worden. (Aus Mylonas 2011).

3.8.2   Titel der Arbeit

Titel knapp und einprägsam formulieren.

Der Titel ist der erste Kontakt zum Leser. Viele Leser entscheiden aufgrund des Titels, ob sich ein Weiterlesen für sie lohnt. Der Titel sollte demzufolge möglichst knapp und einprägsam formuliert werden. Er muss die wichtigsten Schlagwörter der wissenschaftlichen Arbeit enthalten (Abb. 3.27). Der Titel der Arbeit geht allen anderen Bestandteilen voran und ist entsprechend durch eine größere Schrift und sogar fettgedruckt hervorzuheben.

Der Autor kann den Titel seiner Arbeit überprüfen, indem er sich in die Rolle des potenziellen Lesers versetzt und sich die Frage stellt: Wäre dieser Titel für mich ein Anreiz, diese Arbeit überhaupt zu lesen?

Durch einen **Untertitel** können weitere Forschungsziele präzisiert werden. Allerdings ist die Angabe von Untertiteln in wissenschaftlichen Publikationen mit Vorsicht anzuwenden. Falls eine Präzision zur genauen Differenzierung der Forschungsarbeit im Titel notwendig erscheint, kann ein Untertitel über einen Doppelpunkt mit dem Titel verbunden werden (Abb. 3.28). Dieses Prinzip wird von angloamerikanischen Autoren sogar recht häufig verwendet.

- Der Titel soll die grundlegende Aussage des Manuskripts klar wiedergeben.
- Der Titel soll einen informativen Gehalt haben.
- Der Titel soll möglichst knapp und einprägsam formuliert werden.
- Titel können als Frage formuliert werden.

Der Titel ist der erste Eindruck vom Manuskript und stellt somit auch seine Visitenkarte dar. Ein falsch gewählter Titel kann bereits schon eine Ablehnung des Manuskripts bewirken. Ein optimaler Titel beinhaltet in einem einzigen Satz zusammengefasst die wichtigsten Ergebnisse des Manuskripts. Werden, um das Manuskript interessanter scheinen zu lassen, im Titel vollmundige Behauptungen aufgestellt, die experimentell nicht eindeutig belegt wurden, ist eine Ablehnung sehr wahrscheinlich. Mit unangreifbaren Titeln wie z. B. »Expression analysis of factor A in tissue X« kann man hingegen zwar nichts falsch machen, zeigt aber auch einen gewissen Mangel an Kreativität. Der Wahl und Bearbeitung dieses einen Titelsatzes muss darum eine nicht minder große Aufmerksamkeit gewidmet werden wie den größeren Kapiteln.

3.8.3 Autorenangaben

Die Formatierung der Namen der Autoren wird von den meisten Zeitschriften vorgegeben. Während einige Zeitschriften den vollständigen Namen (einschließlich Vornamen) verlangen, reichen bei anderen Journalen die Initialen des Vornamens aus.

Häufig wird auch der jeweilige akademische Titel der Autoren verlangt. Dies ist in englischsprachigen Zeitschriften häufig sehr schwierig. Aufgrund der unterschiedlichen Ausbildungssysteme entspricht der medizinische Doktortitel (Dr. med.) im angloamerikanischen Sprachraum eher dem M.D. (Medical Doctor). Bei naturwissenschaftlichen Fächern ist die Angabe des akademischen Titels etwas leichter, da ein Dr. rerum naturalium (Dr. rer. nat.) als Ph. D. (Doctor of Philosophy) angegeben wird.

Bis vor einigen Jahren war es üblich, dass habilitierte medizinische Autoren auch den Titel Privatdozent (PD) führen. Da die Habilitation eine Konstruktion der deutschen akademischen Landschaft seit 1933 ist, ist dieser akademische Titel sehr schwer in ein englisches Äquivalent zu übertragen. Die Bezeichnung PD ist darum zurückhaltend zu verwenden, da sie theoretisch auf Probleme stoßen könnte. Auch der Titel außerplanmäßiger Professor (APL) kann nicht immer ins Englische übertragen werden.

> Auf die korrekte Schreibweise der Autorennamen ist zu achten: Es ist peinlich für die Autoren, wenn man nicht korrekt die Namen der Mitautoren (also Mitarbeiter!) wiedergeben kann und diese Angaben nachträglich korrigieren muss.

3

3.8.4 Autorenreihenfolge

Die meisten wissenschaftlichen Ergebnisse sind die Folge einer Zusammenarbeit, an der mehrere Personen und Institutionen beteiligt waren. Man muss demnach auf jeden Fall darauf achten, dass alle beteiligten Personen, welche maßgeblich an der Erstellung der Forschungsarbeit beteiligt waren, auch erwähnt werden. Der federführende Autor hat dabei allein oder optimalerweise in der Gruppe die Entscheidung zu treffen, welche Personen in welcher Reihenfolge als Autoren erscheinen und welche lediglich in der Danksagung erwähnt werden. Dies ist ein meist heikles Problem, da die einzelnen Leistungsträger ihren Beitrag zur Forschungsarbeit häufig individuell sehr unterschiedlich einschätzen. Obwohl es mittlerweile auch in Deutschland von der DFG eindeutige Richtlinien gibt, welche Person als Autor bezeichnet werden sollten, ist es in der Medizin üblich, auch weitere Mitarbeiter, die entweder gar nicht oder nur marginal mit der Arbeit zu tun hatten, auf die Autorenliste zu nehmen, um Auseinandersetzungen und Kränkungen der Kollegen zu vermeiden. An Erfolgen sehen sich bekanntlich immer mehr Personen beteiligt als an Misserfolgen.

Für eine Autorenschaft könnten die in der ▶ Übersicht genannten Teilaspekte berücksichtigt werden.

Aspekte für/gegen eine Autorenschaft einzelner Leistungsträger

— Projektidee
  – Wer hatte die innovative Idee?
  – Wer hat das Projekt initiiert?
— Erhebung:
  – Wer hat die Daten gesammelt bzw. die Experimente gemacht?
— Auswertung:
  – Wer hat die Daten analysiert?
— Ergebnisinterpretation:
  – Wer hat die Auswertung durchgesehen?
  – Und die entsprechenden Schlussfolgerungen gezogen?
— Schreiben:
  – Wer hat den Artikel geschrieben oder verbessert?

Wissenschaftliche Beiträge sind prinzipiell mit dem Lehrstuhlinhaber/Direktor abzusprechen, da die Qualität und der Inhalt die Wahrnehmung des Lehrstuhls bzw. der Klinik in der Öffentlichkeit beeinflussen. Bis vor einigen Jahren war es üblich, den Institutsdirektor bzw. Klinikdirektor als Letztautor zu führen. Diese Besonderheit beruhte größtenteils auf der Situation, dass der jeweilige Direktor den Arbeitsplatz, die Materialien und das Personal für die wissenschaftliche Arbeit gewährleistet hat.

* Correspondence: ansgar.bruening@med.uni-muenchen.de
[1] Department of Obstetrics and Gynaecology, Campus Innenstadt,
Ludwig-Maximilians-University Munich, 11 Maistrasse, Munich 80337,
Germany
[†] Contributed equally
Full list of author information is available at the end of the article

◘ Abb. 3.29 Angabe der Adresse des korrespondierenden Autors. Mittlerweile werden häufig nur noch die Adresse und die E-Mail-Adresse des korrespondierenden Autors angegeben. Trotzdem ist es besser, noch die Telefon- und Faxnummer beim Einreichen des Manuskripts anzugeben, um eine sehr kurzfristige Kommunikation mit der Zeitschrift bzw. den Herausgebern zu ermöglichen. (Aus Brüning et al. 2010)

Die Zitierungsweise einer publizierten Arbeit unterliegt einer besonderen Regel. Die wissenschaftliche Publikation wird mit der Erwähnung des Erstautors und dem lateinischen Zusatz et al. (et alii/alia = und Mitarbeiter) zitiert.

> Für die Festlegung der Autorenreihenfolge ist äußerstes diplomatisches Geschick erforderlich.

3.8.5 Adresse des korrespondierenden Autors

Die genauen Angaben des korrespondierenden Autors, welcher nicht zwangsweise der Erstautor sein muss, werden ebenfalls auf der Titelseite verlangt. Sie beinhaltet neben dem akademischen Titel, Namen und der vollständigen Adresse auch die Angabe von Telefonnummer, Faxnummer und E-Mail-Adresse (◘ Abb. 3.29).

Bis vor einigen Jahren hatte der korrespondierende Autor eine spezielle Funktion. Während der Erstautor den Großteil der Arbeit sowie das Schreiben des Manuskripts durchgeführt hatte, war der korrespondierende Autor der eigentliche verantwortliche Betreuer dieser Arbeit. Normalerweise würde der verantwortliche Betreuer als Letztautor stehen. Allerdings war bis vor einigen Jahren der Klinikdirektor bzw. Institutsleiter als Letztautor vorgesehen, sodass in der Person des korrespondierenden Autors der jeweilige verantwortliche Betreuer gesehen wurde. Diese Feinheiten bezüglich der Autorenliste sind mittlerweile nicht mehr aktuell.

3.9 Schritt 11: Abstract, Zusammenfassung

3.9.1 Allgemein

Das Abstract bzw. die Zusammenfassung stellt eine Kurzfassung der Forschungsarbeit dar. Es dient dazu, das wissenschaftliche Problem, die Fragestellung, den Lösungsweg mit den Ergebnissen und die Quintessenz in möglichst kompakter und kurzer Form zu beschreiben. Die Zusammenfassung kann während der Planung des

> Die Zusammenfassung kann zusätzlich als Wegweiser für die weitere Bearbeitung und Erstellung des Manuskripts dienen.

Abstract

Introduction: The HIV protease inhibitor nelfinavir is currently under investigation as a new anti-cancer drug. Several studies have shown that nelfinavir induces cell cycle arrest, endoplasmic reticulum stress, autophagy, and apoptosis in cancer cells. In the present article, the effect of nelfinavir on human breast cancer cells is examined and potential combination treatments are investigated.

Methods: The effects of nelfinavir and tamoxifen on the human breast cancer cell lines MCF7, T47 D, MDA-MB-453, and MDA-MB-435 were tested by analysing their influence on cell viability (via 3-(4,5-dimethylthiazol-2-yl)-2,5-diphenyltetrazolium bromide assay), apoptosis (annexin binding, poly(ADP-ribose) polymerase cleavage), autophagy (autophagy marker light chain 3B expression), endoplasmic reticulum stress (binding protein and activating transcription factor 3 expression), and the occurrence of oxidative stress (intracellular glutathione level).

Results: Nelfinavir induced apoptosis in all four breast cancer cell lines tested, although the extent of autophagy and endoplasmic reticulum stress varied among the cell lines. The concentration of nelfinavir needed for an efficient induction of apoptosis in breast cancer cells could be reduced from 15 µg/ml to 6 µg/ml when combined with tamoxifen. At a concentration of 6 µg/ml, tamoxifen substantially enhanced the endoplasmic reticulum stress reaction in those cell lines that responded to nelfinavir with binding protein (BiP) upregulation (MCF7, T47D), and enhanced autophagy in cell lines that responded to nelfinavir treatment with autophagy marker light chain 3B upregulation (MDA-MB-453). Although tamoxifen has been described to be able to induce oxidative stress at concentrations similar to those applied in this study (6 µg/ml), we observed that nelfinavir but not tamoxifen reduced the intracellular glutathione level of breast cancer cells within hours of application by up to 32%, suggesting the induction of oxidative stress was an early event and an additional cause of the apoptosis induced by nelfinavir.

Conclusions: The results demonstrate that nelfinavir may be an effective drug against breast cancer and could be combined with tamoxifen to enhance its efficacy against breast cancer cells. Moreover, the cytotoxic effect of a tamoxifen and nelfinavir combination was independent of the oestrogen receptor status of the analysed breast cancer cells, suggesting a potential benefit of a combination of these two drugs even in patients with no hormone-responsive tumours. We therefore recommend that clinical studies on nelfinavir with breast cancer patients should include this drug combination to analyse the therapeutic efficacy as well as the safety and tolerability of this potential treatment option.

◼ **Abb. 3.30** Beispiel einer strukturierten Zusammenfassung. Einige Zeitschriften verlangen sogar eine noch detailliertere Unterteilung der Methoden (z. B. mit Angabe des Studiendesigns) und der Diskussion. (Aus Brüning et al. 2010)

Die Zusammenfassung muss äußerst sorgfältig erstellt werden.

Manuskripts als Orientierungshilfe genutzt werden. Viele Autoren schreiben demzufolge die Zusammenfassung in Form eines »Exposés« bzw. eines »Outlines«.

Die Zusammenfassung ist der erste Textabschnitt, welcher vom Herausgeber bzw. Gutachter gelesen wird. Sie stellt somit den ersten Schritt einer Darstellung der Thematik dar. Oft ist sie entscheidend, um die Qualität eines Manuskripts zu beurteilen. Für viele Leser stellt das Abstract sogar den einzig gelesenen oder aus technischen Gründen einzig einsehbaren Teil des Manuskripts dar.

3.9.2 Versionen einer Zusammenfassung

Prinzipiell werden Zusammenfassungen je nach Zeitschriftenvorgabe in einem strukturierten Abstract (◼ Abb. 3.30) oder einem Textabstract

Abstract

The bioflavonoid quercetin has long been known to exert anti-tumor effects, although the underlying mechanisms remain unknown. Investigation of the potential interference of this anti-oxidant with the efficacy of cell stress-inducing anti-cancer drugs revealed extensive intra-cellular vacuolation induced by quercetin in epithelial cancer cells that led to cell cycle arrest and ensuing apoptosis. Accumulation of biomarkers of autophagy, including fluorescent autophagy markers and acidotropic dyes characterized these vacuoles as phagolysosomes. Prior to the formation of autophagosomes, an immediate and pronounced inhibition of the autophagy-controlling mTOR activity in quercetin-treated cancer cells occurred, accompanied by a marked reduction in the phosphorylation of the mTOR substrates 4E-BP1 and p70S6 kinase. Assessment of cellular proteasome activity revealed an effective and immediate inhibition of the activity of the proteasome by quercetin in cancer cells. In addition to the formation of autophagosomes, accumulation of polyubiquitinated protein aggregates was observed. Thus, proteasome inhibition by quercetin can be regarded as a major cause of quercetin-induced cancer cell death. These results suggest potential new applications for quercetin in cancer science and identify quercetin as an easy-to-handle agent to study proteasome activity, mTOR signaling and autophagy in human cancer cells for cell biological purposes.

◘ **Abb. 3.31** Beispiel eines Textabstracts, ohne eine konkrete Abschnittteilung. (Aus Klappan et al. 2012)

(◘ Abb. 3.31) geschrieben. Welche Form der Zusammenfassung gewählt wird, hängt von den Vorgaben der jeweiligen Zeitschrift ab.

Die häufigste Form bei medizinischen Abstracts ist allerdings das strukturierte Abstract, welches analog zu der Grundstruktur des Manuskripts die Kernbegriffe und knapp formulierte Inhalte den jeweiligen Abschnitten zuordnet.

> Die Zusammenfassung ist die erste Möglichkeit für den Autor, die zentrale Botschaft des Manuskriptes darzulegen.

3.9.3 Wichtige Hinweise zur Erstellung der Zusammenfassung

Eine effektive Zusammenfassung hat v. a. kurz und prägnant folgende Aspekte der wissenschaftlichen Arbeit zu beleuchten:

- Warum ist die vorgestellte Arbeit wichtig? Demzufolge muss die Darstellung der Ausgangssituation und der Fragestellung bzw. Hypothese leicht für den Gutachter/Leser identifizierbar sein.
- Welche Ziele verfolgt die wissenschaftliche Arbeit? Die Ziele der wissenschaftlichen Arbeit sind kurz und prägnant zu beschreiben. In diesem Zusammenhang kann auf die Art und Weise, mit der der gegenwärtige Kenntnisstand erweitert wird, eingegangen werden.
- Welche Materialien und Methoden wurden zur Lösung der Fragestellung genutzt? Die Untersuchungsmaterialien und

Methoden, die zur Beantwortung der Zielstellung genutzt wurden, sind hier kurz zu nennen. Einzelheiten brauchen in der Zusammenfassung allerdings nur dann dargestellt zu werden, wenn es sich um eine technische bzw. methodische Arbeit handelt.

Eine gute Zusammenfassung ist das Aushängeschild der wissenschaftlichen Arbeit. Es empfiehlt sich, sie als letzten Punkt der Manuskripterstellung zu schreiben bzw. zu überarbeiten. Dies ist sinnvoll, da im Manuskript bereits alle nötigen Argumentationen und Daten vorhanden sind.

Die Zusammenfassung ist einer der wenigen Textabschnitte, deren Form von den Zeitschriften genau vorgegeben ist. Dabei ist auf die genaue Formatierung zu achten (Textabstract oder Strukturabstract). Mögliche Einschränkungen sind ebenfalls genau zu beachten. Fast alle Zeitschriften legen die absolute Wörterzahl, die in der Zusammenfassung vorkommen darf, auf ca. 250 Wörter fest.

- Die Zusammenfassung ist die erste Darstellung, mit der der Autor das Thema präsentiert.
- Sie ist auch der erste Textabschnitt, der von den Gutachtern gelesen wird. Demzufolge muss die Zusammenfassung sowohl sprachlich korrekt geschrieben als auch gemäß den Leitlinien der jeweiligen Zeitschrift formatiert sein.
- In diesem Zusammenhang ist v. a. auf die Strukturierung und die vorgeschriebene Gesamtanzahl der Wörter zu achten.

3.10   Schritt 12: Korrektur der ersten Fassung

3.10.1 Allgemein

Die erste Fassung des Manuskripts stellt eine Rohfassung dar. Wissenschaftliche Texte lassen sich nur sehr schwer in einem ersten Entwurf zu Papier bringen.

Erste Fassungen enthalten sehr häufig Schreibfehler, Grammatikfehler, umgangssprachliche Formulierungen oder sogar Wiederholungen. Die ständige Überprüfung des Geschriebenen, die Notwendigkeit der objektiven Darstellung der Aussagen sowie die Beziehung auf die Fragestellung und Hypothese machen es unerlässlich, den geschriebenen Text in mehreren Durchgängen umzuarbeiten und zu kontrollieren.

Während man bei literarischen Textformen sich eher auf die eigenen Gedankengänge konzentrieren kann und auch deren Fluss folgt, kann ein wissenschaftlicher Beitrag nie als endgültig fertiggestellt betrachtet werden. Klassisches Beispiel ist die Neigung zur perfekten Qualität und Genauigkeit, die einen Wissenschaftler dazu veranlasst, immer weitere Literatur einzufügen und zu berücksichtigen oder sogar einzelne Nebenaspekte genauer zu beleuchten. Dies führt zwangsläufig dazu, dass die geschriebenen Texte häufig umständlich formuliert sind und mit einer Vielzahl von weiteren Umschreibungen die eigentliche Aussage verschleiern.

Die ständige Konzentration auf Sachinhalte während des Schreibprozesses führt zwangsläufig zu unterschiedlichen Flüchtigkeitsfehlern, die bei dem Entwurf häufig nicht beachtet werden. Wenn die Arbeit die entsprechende inhaltliche Dichte und stichhaltige Textformen enthalten soll, bleibt es unumgänglich, das Manuskript mehrmals zu überarbeiten.

- Bei der Erstellung der ersten Fassung des Manuskripts kommt es in der Regel auf die Organisation und logische Darstellung und Argumentation der wissenschaftlichen Arbeit an.
- In der Überarbeitung werden sowohl der wissenschaftliche Sprachstil als auch die Wortwahl verfeinert.

Eine Manuskriptrevision stellt die Regel und nicht die Ausnahme dar.

3.10.2 Effektive Korrekturen der ersten Fassung

Praktische Hinweise

- Für die Korrektur empfiehlt es sich, das Manuskript zwischenzeitlich auszudrucken. In gedruckter Form lassen sich Texte leichter lesen und demzufolge auch leichter korrigieren als am Bildschirm. Am Rand können die entsprechenden Korrekturen notiert werden.
- Bei der Korrektur der Rohfassung ist eine zeitliche Distanz zu der Arbeit sehr wichtig. Häufig reicht es aus, wenn man die Texte eine Zeit lang ruhen lässt und sich dann nach einigen Tagen mit einem kritischen Abstand wieder damit befasst.
- Für die meisten Autoren ist Zeitdruck bei der Überarbeitung oft nicht nötig. Sie beginnen möglichst frühzeitig den Überarbeitungsprozess und planen auch längerfristige Pausen ein. Allerdings brauchen einige Autoren einen engen Zeitplan, um überhaupt arbeiten zu können. Doch auch hier, obwohl es schwierig ist, sollten längere Pausen berücksichtigt und auch eingehalten werden.

Stilistische Feinheiten, auf die geachtet werden muss

- Inhaltliche Korrekturen der Rohfassung sind zu erwarten und selbstverständlich normal und zulässig. Vorsicht ist allerdings vor übermäßigen Veränderungen geboten, da die meisten Autoren die Tendenz haben, immer weitere Literatur hinzuzufügen sowie auf weitere Nebenaspekte der eigentlichen Fragestellung einzugehen.
- Bei der Durchsicht ist neben der Korrektur des Sprachstils auch der inhaltliche Zusammenhang der einzelnen Sätze und Textpassagen noch einmal zu überprüfen. Die einzelnen Textabschnitte sollten nicht »abgehackt« untereinander stehen, sondern durch logische Verbindungen miteinander in einem inhaltlichen Kontext formuliert sein.

3

- Beim Verfassen des Manuskripts empfiehlt es sich, eine durchschnittliche Satzlänge von ca. 20 Wörtern zu verwenden. Zu kurze Sätze, v. a. wenn sie hintereinander folgen, können beim Leser irritierend wirken.
- Häufig werden lange, und v. a. verschachtelte Sätze als Ausdruck wissenschaftlicher Sprache und Integrität angesehen. Allerdings ermüden solche langen Sätze den Leser und führen nicht selten zu Fehlinterpretationen und Missverständnissen.
- Ein Absatz sollte durchschnittlich 150–200 Wörter beinhalten. Das entspricht ca. der Hälfte einer doppelzeilig beschriebenen Seite im Originalmanuskript. Zu kurze Absätze von weniger als 5 Zeilen sind ebenfalls zu vermeiden, da sie zu isoliert erscheinen.

Zeitschriftenauswahl und Begutachtungsverfahren

In der ▶ Übersicht sind die Arbeitsschritte für diese Bearbeitungs-phase zusammengefasst.

Die empfohlenen Arbeitsschritte auf einen Blick

- Ausgangspunkt: Warum publizieren? (▶ Abschn. 1.2)
- Schritt 1: Fragestellung und Hypothesen (▶ Abschn. 2.2)
- Schritt 2: Literatursuche (▶ Abschn. 2.3)
- Schritt 3: Planung zur Gliederung des Manuskripts (▶ Abschn. 2.4)
- Schritt 4: Material und Methoden (▶ Abschn. 3.2)
- Schritt 5: Ergebnisse (▶ Abschn. 3.3)
- Schritt 6: Tabellen und Abbildungen (▶ Abschn. 3.4)
- Schritt 7: Einleitung (▶ Abschn. 3.5)
- Schritt 8: Diskussion (▶ Abschn. 3.6)
- Schritt 9: Weitere Abschnitte des Manuskripts (▶ Abschn. 3.7)
- Schritt 10: Titelseite (▶ Abschn. 3.8)
- Schritt 11: Abstract/Zusammenfassung (▶ Abschn. 3.9)
- Schritt 12: Korrektur der ersten Fassung (▶ Abschn. 3.10)
- **Schritt 13: Letzte Durchsicht des Manuskripts (▶ Abschn. 4.1)**
- **Schritt 14: Auswahl der Zeitschrift (▶ Abschn. 4.2)**
- **Schritt 15: Das Manuskript einreichen (▶ Abschn. 4.3)**
- **Schritt 16: Umgang mit Erfolg, Kritik und Ablehnung (▶ Abschn. 4.4)**

4.1   Schritt 13: Letzte Durchsicht des Manuskripts

4.1.1   Allgemein

Wenn die einzelnen Abschnitte des Manuskripts fertiggestellt worden sind, muss eine letzte Durchsicht erfolgen. Auch hierfür ist ein aus-giebiger Zeitraum festzulegen, der bis zu eine Woche dauern kann. Meist sendet man das Manuskript in der endgültigen Form auch noch zur Endkontrolle an alle Koautoren, die in der Regel ebenfalls noch einige Tage benötigen, um letzte Korrekturen und Anmerkungen vor-zunehmen.

In dieser letzten Phase ist es in der Regel besser, keine grundlegen-den Veränderungen an den Formulierungen oder ausgiebige konzep-tionelle Umgestaltungen mehr durchzuführen. Solche umfangreiche Korrekturen verursachen in den meisten Fällen nur Stresssituationen und Verunsicherungen, welche mit hoher Wahrscheinlichkeit zu kei-ner Verbesserung des Manuskripts führen.

> Da man die eigenen Formulierungsfehler sowie Tippfehler zum Ende der Arbeit sehr leicht übersehen kann, sollte in dieser Phase eine unabhängige Person das Manuskript noch einmal durchlesen. Am günstigsten ist es, wenn diese Person die Arbeit zum ersten Mal liest. Da an diesem Punkt keine inhaltlichen Veränderungen mehr nötig sind, kann diese Person auch fachfremd sein.

Das vorrangige Augenmerk der Durchsicht wird am besten v. a. auf jene Abschnitte des Manuskripts gelenkt, die von den Gutachtern sehr genau gelesen werden. Neben der Einleitung und der Diskussion stellt insbesondere die Zusammenfassung den wesentlichen Mittelpunkt dieser Prüfung dar. Dabei müssen v. a. die Rechtschreibung sowie die Grammatik dieser Abschnitte genau geprüft werden. Ebenfalls müssen die Abbildungen und die Tabellen auf die korrekte Einbindung in das Manuskript kontrolliert werden.

4.1.2 Korrekturschritte

Es empfiehlt sich, mit der Durchsicht der **Abbildungen und der Tabellen** anzufangen. Dabei sind folgende Fragen zu beantworten:
- Sind alle Abbildungen und Tabellen im Text korrekt integriert bzw. erfolgt ein korrekter Verweis auf die jeweiligen Graphiken im Text?
- Sind die Legenden kurz, prägnant und selbsterklärend?
- Sind alle notwendigen Angaben in den Legenden enthalten?
- Sind die Abbildungen in einer guten Qualität/Auflösung präsentiert?

Als nächstes sollten die **Einleitung und Diskussion** überprüft werden. Dabei ist es sinnvoll, sich in einem ersten Korrekturdurchgang auf Rechtschreibung, Grammatik und Zeichensetzung zu konzentrieren.

In einem weiteren Korrekturgang kann noch einmal eine **inhaltliche Kontrolle** vorgenommen werden.
- Führt die Einleitung zu einer plausiblen Fragestellung und Hypothese?
- Wird die Fragestellung in der Einleitung auch in der Diskussion behandelt und beantwortet?

Als Letztes sollte die **Zusammenfassung** bzw. das **Abstract** überprüft werden. Die Zusammenfassung ist von Bedeutung, da diese der häufigste und manchmal sogar ausschließlich gelesene oder online einsehbare Abschnitt eines Manuskripts ist. Ebenfalls wird die Zusammenfassung nach Annahme der Arbeit in allen Datenbanken zur Verfügung stehen, sodass inhaltliche und grammatikalische Fehler für die Autoren peinlich sein könnten.

Empfohlene Reihenfolge der Korrekturschritte: Abbildungen und Tabellen, Einleitung, Diskussion, Zusammenfassung/Abstract.

> **Korrekturschritte**
> ▬ Durchsicht der Abbildungen und der Tabellen.
> ▬ Einleitung und Diskussion überprüfen.
> ▬ Erneute inhaltliche Kontrolle.
> ▬ Durchsicht der Zusammenfassung bzw. des Abstracts.

4.2   Schritt 14: Auswahl der Zeitschrift

4.2.1   Allgemein

Wichtig: die richtige Zeitschrift zu finden.

Wissenschaftliche Zeitschriften unterscheiden sich in vielen Punkten voneinander. Die passende Zeitschrift zu finden stellt einen der wichtigsten Schritte für eine erfolgreiche Publikation dar. Diese Form der Selektion bestimmt entscheidend darüber, inwieweit der Autor erfolgreich ist, und erfordert einen sehr ausgeprägten und selbstkritischen Umgang mit dem tatsächlichen Wert der eigenen wissenschaftlichen Arbeit.

Die meisten Wissenschaftler suchen sich heutzutage die Zeitschrift nach folgenden Gesichtspunkten aus und reichen ihre Arbeit aufgrund dieser Kriterien bei der jeweiligen Zeitschrift ein:

- hohes Ansehen,
- hoher »impact factor«
- bekannte Persönlichkeiten in den Herausgebergremien,
- Tätigkeit des eigenen Betreuers bzw. Ordinarius im Herausgebergremium,
- bereits publizierte Artikel in der Zeitschrift aus der gleichen Arbeitsgruppe.

Da mittlerweile fast jede Zeitschrift im Internet eine Homepage hat, kann man sich erst einmal über die Ziele dieser Zeitschrift (»aims and scope«) informieren (◻ Abb. 4.1). So ist es z. B. aussichtslos, eine Originalarbeit in einem Journal einzureichen, das nur Übersichtsarbeiten publiziert. Ebenfalls ist es nicht sinnvoll, unaufgefordert eine Übersichtsarbeit in einem Journal einzureichen, das nur eingeladene Arbeiten annimmt.

> **❯❯** Da fast alle Leistungen im deutschen wissenschaftlichen Alltag aufgrund des »impact factor« bemessen und gewertet werden, beeinflusst dieser Parameter maßgeblich die Wahl der Zeitschrift.
> Allerdings darf der »impact factor« nicht das alleinige Merkmal bei der Wahl des passenden Journals sein.

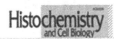 Histochemistry and Cell Biology

Aims and Scope

Histochemistry and Cell Biology is a journal devoted specifically to the field of molecular histology and cell biology. Only original articles dealing with the localization and identification of molecular components, metabolic activities and cell biological aspects of cells and tissues will be published. Papers are also welcome that make a substantial contribution to the development, application, and/or evaluation of methods and probes that can be used in the entire area of histochemistry and cell biology. Preference will be given to studies involving experimental approaches and/or a variety of different methods that help to characterize and quantify molecular constituents, dynamic properties and functional aspects of cellular and extracellular structures.

◻ **Abb. 4.1** Ziele einer Zeitschrift, beispielhaft anhand der Zeitschrift »Histochemistry and Cell Biology«. (Quelle: Springer, http://www.springer.com/biomed/journal/418)

4.2.2 Wahl der richtigen Zeitschrift

In den meisten Disziplinen, von der Molekularbiologie bis zur klinischen Medizin, wird erwartet, dass Nachwuchswissenschaftler möglichst schnell ihre Arbeiten publizieren und dazu noch in hochangesehenen Zeitschriften unterbringen. Allerdings muss man eingestehen, dass unter Berücksichtigung von zeitlichen, personellen oder fachlichen Ressourcen nicht in jedem Fall ein Einreichen in angesehenen Zeitschriften möglich oder sogar sinnvoll ist. Es kann viel angemessener und ökonomischer sein, das Manuskript in einer anderen, in der Regel fachspezifischeren Zeitschrift einzureichen.

Prinzipiell muss man seine Aussichten für eine Publikation auch realistisch einschätzen. Dazu gehört v. a. eine selbstkritische Evaluation der Arbeit. Vor der Auswahl der Zeitschrift, falls dies nicht vorher schon passiert ist, ist eine kritische Auseinandersetzung mit der wissenschaftlichen Arbeit vorzunehmen. Neben der Qualität des Themas muss auch die Originalität kritisch hinterfragt werden. Diese Auseinandersetzung sollte jeder Autor und Betreuer im Vorfeld führen.

> **Eine realistische Einschätzung der Qualität der Arbeit ermöglicht eine entsprechende Wahl der Zeitschrift und erhöht damit auch die Erfolgsaussichten einer Publikation.**

4.2.3 Kriterien bei der Auswahl einer Zeitschrift

Für die Autoren mit geringer oder gar keiner Publikationserfahrung ist es in den letzten Jahren sehr schwierig geworden, die sich immer mehr verändernde Medienlandschaft im Auge zu behalten. Die Zeitschriftenauswahl ist somit eine Gratwanderung zwischen dem Versuch, die eigenen Vorstellungen vom Wert und der Zielgruppe der Arbeit möglichst optimal mit den Vorstellungen von Herausgebern und einer zum Teil sehr heterogenen Leserschaft in Übereinstimmung zu bringen. Die Wahl der Zeitschrift hängt prinzipiell von den in der ▶ Übersicht genannten Fragen und Antworten ab.

Fragen, von denen die Wahl der Zeitschrift abhängt

 — **Innovation der Arbeit:**
  - Ist die Arbeit originell?
  - Berichtet sie von neuen Erkenntnissen?
 — **Qualität der Arbeit:**
  - Ist die Qualität der erhobenen Daten ausreichend?
  - Sind ausreichende Untersuchungen mit adäquaten Methoden durchgeführt worden, um die grundlegende Fragestellung zu beantworten?
  - Sind die Abbildungen von guter Qualität und für den jeweiligen Leser leicht verständlich?
  - Sind die Hypothesen klar definiert? Werden im Manuskript die Hypothesen ausreichend beantwortet und diskutiert?
  - Ist die Arbeit flüssig und prägnant geschrieben? Ist die Arbeit leicht verständlich?
 — **Länderspezifisches oder regionales Thema:**
  - Handelt es sich um regionale Untersuchungen?
  - Sind die Charakteristika der Untersuchungsgruppen länderspezifisch?
  - Kann ein regionales Thema auf die Allgemeinheit übertragen werden?
 — **Lesergruppe:**
  - Welche Lesergruppe bzw. welches Fach wird am meisten angesprochen (länderspezifische Unterschiede bedenken)?
  - Was erwartet die jeweilige Lesergruppe generell von einem Beitrag?
  - Was erwartet sie von diesem speziellen Beitrag?
 — **»Impact factor«:**
  - Wie hoch ist derzeit der »impact factor«?
  - Welchen Rang nimmt die Zeitschrift unter den fachspezifischen Journalen ein?
  - Welche Tendenz hat der »impact factor« in den letzten Jahren? Ist er gestiegen oder gefallen?
  - Wie wird die weitere Tendenz des »impact factor« eingeschätzt (steigend oder fallend)?
 — **Zeitschrift:**
  - Ist die ausgewählte Zeitschrift eine wissenschaftliche Zeitschrift?
  - Ist eine Publikation in diesem Journal für diese Arbeit möglich?
  - Sind bereits ähnliche Forschungsarbeiten dort erschienen?

- Ist die Leserschaft des Journals auch für die jetzige Arbeit die passende?
- Wie viele Menschen lesen dieses Journal?
- Wer liest dieses Journal?
- Welche Formate lässt diese Zeitschrift zu?
- Wie lange dauert die Begutachtung?
- Wie lange dauert es, bis das Manuskript gedruckt wird?
- **Finanzielle Aspekte:**
  - Verlangt die Zeitschrift Bearbeitungsgebühren?
  - Verlangt die Zeitschrift Druckkosten?
  - Sind die finanziellen Mittel vorhanden, um ggf. Bearbeitungsgebühren oder Druckkosten bezahlen zu können?

Der Punkt der Publikationskosten ist bei der Zeitschriftenauswahl nicht zu vernachlässigen. Bei einigen Journalen ist der gesamte Veröffentlichungsprozess vom Einreichen bis zur Publikation einschließlich einiger Sonderdrucke völlig kostenfrei. Andere Zeitschriften haben jedoch zum Teil erhebliche Sonderkosten, wie etwa mehrere hundert Dollar/Euro Gebühren für Farbabbildungen, die zusammen mit den »submission charges« und »page charges« die Kosten für eine Publikation auf 4-stellige Summen treiben können. Wer nicht ausreichend Drittmittel oder eine großzügige Universitätsverwaltung hat, muss sich überlegen, ob diese Gelder nicht besser als Forschungsgelder für eine Nachfolgepublikation genutzt werden können, da es genügend kostengünstige und sogar kostenfreie Publikationsmöglichkeiten gibt.

> Eventuelle Publikationskosten dürfen nicht vernachlässigt werden.

Bei der Wahl der jeweiligen Zeitschrift spielen nicht nur die Antworten auf die obigen Fragen eine Rolle. Auch persönliche Kontakte können die Wahl der Zeitschrift sowie die Annahmewahrscheinlichkeit beeinflussen. Zum Beispiel kann der Betreuer bzw. Ordinarius im Herausgebergremium (»editorial board«) einer Zeitschrift sein. Dadurch werden die Möglichkeiten einer erfolgreichen Publikation ungemein verbessert. Allerdings muss man festhalten, dass die deutschsprachigen Ordinarien heutzutage in den englischsprachigen Zeitschriften nicht sehr reichlich repräsentiert sind.

Die Annahmewahrscheinlichkeit ist häufig erniedrigt, wenn zu einem ähnlichen Thema in ein und derselben Zeitschrift schon einige Beiträge erschienen sind. Das klingt zuerst unverständlich, hätte aber zur Folge, dass die ursprüngliche Publikation auf Kosten der neuen Publikation weniger zitiert würde, was dem »impact factor« der Zeitschrift schaden würde. Auch Herausgeber können diesbezüglich sehr ökonomisch denken. Demzufolge ist eine entsprechende Literaturrecherche in der Zeitschrift durchzuführen, um festzustellen ob analoge Beiträge wie zum eigenen Forschungsprojekt bereits in der Zeitschrift erschienen sind.

Zusätzlich zu diesen Gesichtspunkten muss man sich ebenfalls bewusst machen, dass auch lokal- und globalpolitische Faktoren eine

4

nicht unwichtige Rolle spielen. So werden Arbeiten aus bestimmten Regionen mit problematischem politischem Hintergrund nur sehr schwer den Gutachterprozess meistern, da selbst primär rationale Wissenschaftler diesen Arbeiten bereits mit Vorurteilen begegnen können.

Jedes Manuskript kann irgendwo und irgendwie publiziert werden. Allerdings muss man sich kritisch hinterfragen, ob auch wirklich alles, was publiziert wird, es auch wert ist, gelesen zu werden.

Zudem spielt das Ansehen und die Zugehörigkeit der Klinik bzw. des Institutes eine wichtige Rolle, auch wenn dies offiziell nicht zugegeben wird. So werden deutschsprachige Autoren nur sehr selten in hochrangigen amerikanischen Journalen angenommen. Zudem fragen amerikanische Zeitschriften, die mit einer Fachgesellschaft assoziiert sind, bei der Manuskripteinreichung auffallend deutlich danach, ob man dort Mitglied sei. Leider stehen auch einige deutsche Gesellschaften mit ihren Fachmagazinen dem nicht nach.

4.2.4 Grundlegende Probleme

Alle wissenschaftlichen Autoren haben bezüglich der Leserschaft ein grundlegendes Problem: Sie gehen davon aus, dass die Forschungsleistungen von wesentlich mehr Menschen beachtet und gelesen werden, als dies auch wirklich der Fall ist. Diese Annahme führt zwangsläufig dazu, dass eine Flut von Manuskripten an die besten und angesehensten Zeitschriften geschickt werden. Jedoch ist aufgrund der harten Auswahlkriterien einer solchen Zeitschrift die Wahrscheinlichkeit, dass die Arbeit beachtet bzw. begutachtet wird, mittlerweile sehr gering geworden.

Nur ein Bruchteil der eingereichten Manuskripte hat überhaupt die Möglichkeit, in die engere Auswahl zu kommen. In den meisten Fällen bekommen die Autoren ihre Arbeiten abgelehnt wieder zurückgesandt mit dem Hinweis auf eine zu geringe wissenschaftliche Priorität. Das hat natürlich zur Folge, dass die meisten Autoren sich erst einmal gekränkt fühlen. Nicht selten wird eine solche Absage mit einer qualitativ »schlechteren« wissenschaftlichen Arbeit assoziiert.

Man sollte nicht davon ausgehen, dass die ganze Welt die eigenen Daten unbedingt kennenlernen bzw. lesen möchte.

Für den unerfahrenen wissenschaftlichen Mitarbeiter bietet es sich an, die Wahl des jeweiligen Journals immer mit einem erfahrenen Kollegen bzw. Betreuer zu besprechen. Dabei ist ausdrücklich darauf zu achten, dass der Kollege auch wirklich eine entsprechende Erfahrung und einen gewissen Überblick hat und dies nicht nur vorgibt. Die Qualifikationen der jeweiligen Person lassen sich ziemlich einfach durch eine Literaturrecherche (z. B. PubMed) eruieren.

4.3   Schritt 15: Das Manuskript einreichen

4.3.1 Allgemein

Nachdem das Manuskript nun endlich in vorzeigbarer Form vorliegt, muss es seinen Weg zum Verlag finden. Die Zeiten, in denen man das

MANUSCRIPT SUBMISSION

Manuscript Submission

Submission of a manuscript implies: that the work described has not been published before; that it is not under consideration for publication anywhere else; that its publication has been approved by all co-authors, if any, as well as by the responsible authorities – tacitly or explicitly – at the institute where the work has been carried out. The publisher will not be held legally responsible should there be any claims for compensation.

Permissions

Authors wishing to include figures, tables, or text passages that have already been published elsewhere are required to obtain permission from the copyright owner(s) for both the print and online format and to include evidence that such permission has been granted when submitting their papers. Any material received without such evidence will be assumed to originate from the authors.

Online Submission

Authors should submit their manuscripts online. Electronic submission substantially reduces the editorial processing and reviewing times and shortens overall publication times. Please follow the hyperlink "Submit online" on the right and upload all of your manuscript files following the instructions given on the screen.

Abb. 4.2 Angaben zur Einreichung des Manuskripts. (Quelle: Springer, http://www.springer.com/biomed/cancer/journal/10456)

Manuskript in 4-facher Ausfertigung mit ausgeschnittenen und eingeklebten Bildern in unhandliche Umschläge hineinpressen musste, sind dank des Internets glücklicherweise vorbei. Mittlerweile sind fast alle Zeitschriften im Internet aufzufinden, und bei fast allen erfolgt das Einreichen der Manuskripte über die jeweilige Internetpräsenz der Zeitschrift (**Abb. 4.2**).

Ein erster Schritt ist dabei die Durchsicht der Autorenhinweise des entsprechenden Journals (**Abb. 4.3**). Dies ist in der Regel ein langer Text, und die Verlage legen großen Wert darauf, dass er pflichtbewusst gelesen und befolgt wird. Leider ist dieser Text häufig furchtbar spröde zu lesen und enthält häufig für den Autor irrelevante Informationen. Bedenkt man, dass fast alle Manuskripte zweizeilig, paginiert und in der bekannten Gliederung (s. ▶ Abschn. 2.4.2) vorliegen müssen, sollte man sich v. a. auf die zeitschriftenspezifische Unterschiede konzentrieren. Dies sind v. a. die Literaturzitate (**Abb. 4.4**) und die Formatierung des jeweiligen Abstracts/Zusammenfassung, deren Form unter den Zeitschriften stark variieren kann. Ein versierter Herausgeber kann sonst durchaus erkennen, wo das Manuskript vorher wohl eingereicht und entsprechend abgelehnt wurde.

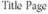

TITLE PAGE

Title Page

The title page should include:

- The name(s) of the author(s)
- A concise and informative title
- The affiliation(s) and address(es) of the author(s)
- The e-mail address, telephone and fax numbers of the corresponding author

Abstract

Please provide an abstract of 150 to 250 words. The abstract should not contain any undefined abbreviations or unspecified references.

Keywords

Please provide 4 to 6 keywords which can be used for indexing purposes.

Abb. 4.3 Beispielhafte Vorgabe für die Titelseite. (Quelle: Springer, http://www.springer.com/biomed/human±physiology/journal/424)

Sehr unterschiedlich werden auch seit einiger Zeit die Regeln für Finanzierung, Interessenkonflikte und Beiträge der einzelnen Autoren gehandhabt. Diese müssen tatsächlich aufmerksam durchgelesen werden, und das Manuskript muss ohne Einschränkungen all diese Informationen enthalten, die von der Zeitschrift verlangt werden (**Abb. 4.5**). Häufig wird verlangt, ein von allen Autoren unterschriebenes Formular (»conflict of interest«) mit einzureichen, aus dem hervorgeht, ob der Autor als Person oder Institution irgendwelche finanziellen oder beruflichen Vorteile aus der Publikation ziehen könnte. Diese Interessenskonflikte müssen jedoch lediglich angegeben werden und sind keinerlei Ausschlusskriterien für eine Publikation. Zahlreiche Pharmafirmen, die noch eine Forschungsabteilung unterhalten, oder kleinere Biotechunternehmen nutzen wissenschaftliche Fachzeitschriften, um über Forschungsarbeiten auf neue Medikamente aufmerksam zu machen.

Die Autorenhinweise sind ausführlich durchzulesen. Das Manuskript muss ohne Einschränkungen so formatiert sein, wie es von der Zeitschrift verlangt wird.

Der Einreichungsprozess ist bei den meisten Zeitschriften mittlerweile standardisiert und selbsterklärend. Es ist jedoch zu beachten, dass alle vorgeschriebenen Schritte bzw. Angaben in der vorgegebenen Anmeldemaske gemacht werden müssen, bevor das Manuskript die Herausgeber erreicht und es somit zu einer ersten Evaluierung kommt.

Die Bedeutung der Verlage

Die Verlage sind vorwiegend Wirtschaftsunternehmen und unterliegen demzufolge ökonomischen Zielen und Zwängen. Auch wenn

▶ References:

References should be cited using numbers in square brackets on the line, e.g., Ames et al. [1] reported…

The bibliography should include only works referred to in the text that have been accepted for publication, and should be listed at the end of the article.

Journal titles should be abbreviated according to Index Medicus. All authors should be included in the reference citation (the use of "et al." is not acceptable).

References should appear in the order in which they are first cited in the text, and should be typed double-spaced according to the following formats:

Books:

Caro CG, Pedley TJ, Schroter RC, Seed WA (1978) The mechanics of the circulation. Oxford University Press, Oxford, pp 86–105

Journal articles:

Nandiwanda PA, Hyman AL, Kadowitz PJ (1983) Pulmonary vasodilator responses to vagal stimulation and acetylcholine in the cat. Circulation 53:86–95

Journal articles by DOI:

Mitchell AJ, Vaze A, Rao S (2009) Clinical diagnosis of depression in primary care: a meta-analysis. Lancet doi: 10.1016/S0140-6736(09)60879-5

Edited works:

Schultz DL, Tunstall-Pedoe DS, Lee G de J, Gunning AJ, Bellhouse BJ (1969) Velocity distribution and transition in the arterial system. In: Wolstenholme GEW, Knight J (eds) Ciba foundation symposium on circulatory and respiratory mass transport. Churchill, London, pp 172–199

◻ **Abb. 4.4** Beispielhafte Vorgabe für Literaturzitate. (Quelle: Springer, http://www.springer.com/medicine/cardiology/journal/380)

sie nur rein wissenschaftliche Publikationsorgane darstellen, geht es auch hier darum, das jeweilige Produkt bzw. die Zeitschrift so gut es geht zu vermarkten. Das endgültige Produkt sollte von möglichst hoher Qualität sein, damit sehr viele Personen den Artikel lesen und die Zeitschrift abonnieren bzw. Werbung in der Zeitschrift schalten. Auch Pharmafirmen gehören zu diesen Werbekunden. In einigen Fachzeitschriften ist es auffallend schwierig, Forschungsarbeiten über unerwünschte Wirkungen von Medikamenten zu veröffentlichen.

Die Bedeutung der Redaktion

Bei einer wissenschaftlichen Publikation ist die erste Adresse der Kontaktaufnahme die Redaktion einer Zeitschrift. Die Aufgabe der Redaktion besteht darin, dafür Sorge zu tragen, dass ausreichend viele

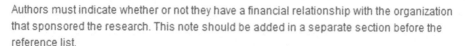

CONFLICT OF INTEREST

Authors must indicate whether or not they have a financial relationship with the organization that sponsored the research. This note should be added in a separate section before the reference list.

If no conflict exists, authors should state: The authors declare that they have no conflict of interest.

CONFLICT OF INTEREST

All benefits in any form from a commercial party related directly or indirectly to the subject of this manuscript or any of the authors must be acknowledged. For each source of funds, both the research funder and the grant number should be given. This note should be added in a separate section before the reference list.

If no conflict exists, authors should state: The authors declare that they have no conflict of interest.

◘ **Abb. 4.5** Beispielhafte Vorgaben für Interessenskonflikte. (Quelle: Springer, http://www.springer.com/biomed/cancer/journal/10495)

Beiträge in einer guten Qualität für das Verlagsprogramm bereitstehen, um so das regelmäßige Erscheinen der Zeitschrift zu ermöglichen.

In den wenigsten Fällen ist jedoch der anzuschreibende Editor bzw. »Editor-in-Chief« die erste Kontaktperson. Die Vielzahl der Manuskripte wird zuerst von Redaktionsmitarbeitern gesichtet, die vorab klären, ob die eingereichten Manuskripte den inhaltlichen, sprachlichen und formalen Voraussetzungen der jeweiligen Zeitschrift entsprechen. Sind beispielsweise die Mindestanforderungen an die äußere Form nicht erfüllt (etwa nicht eingehaltene Zitiervorgaben, zu große Textlängen u. a.) oder gravierende sprachliche Mängel der Autoren vorhanden, kann das Manuskript ohne weitere Begutachtung zurückgeschickt werden. Oftmals werden in diesem Zusammenhang eine Überarbeitung und eine neue Einreichung empfohlen. Demzufolge muss vor dem Einreichen das Manuskript gemäß den Autorenhinweisen und Richtlinien formatiert sein und darauf geachtet werden, dass alle Vorgaben ohne Ausnahme für das Manuskript eingehalten werden.

> **Gelangt das Manuskript schließlich zum Editor, so kann dieser noch einmal entscheiden, ob das Manuskript von seiner wissenschaftlichen Qualität für das Journal grundsätzlich akzeptabel ist.**

Die Bedeutung der Gutachter

Wird vom Editor die eingereichte Arbeit als relevant beurteilt, erfolgt die Weiterleitung des Manuskripts an mindestens zwei unabhängige Gutachter, welche in den meisten Fällen Experten auf dem wissenschaftlichen Gebiet darstellen. Die Gutachter werden gebeten, innerhalb eines bestimmten Zeitraums die Arbeit zu lesen und deren

Relevanz sowie deren wissenschaftliche Bedeutung zu bewerten. In den meisten Fällen erhalten die Gutachter auch Vordrucke, anhand derer sie die Arbeit beurteilen sollen. Dieses Verfahren wird als »peer review« bezeichnet. Allerdings kann dieser Prozess von Zeitschrift zu Zeitschrift sehr stark variieren.

Der Autor hat nur begrenzte Möglichkeiten, die Wahl der Gutachter zu beeinflussen. Etliche Zeitschriften bieten beim Einreichungsprozess die Möglichkeit, bestimmte Gutachter zu benennen bzw. auszuschließen. Bei der Benennung von Gutachtern sollte man allerdings vorsichtig sein (▸ Übersicht).

Fakten, die bei der Benennung von Gutachtern zu beachten sind

- Personen aus der gleichen Klinik bzw. aus dem eigenen Institut können i. Allg. nicht als Gutachter benannt werden.
- Personen, mit denen man in der Vergangenheit zusammen publiziert hat, können ebenfalls nicht als Gutachter nominiert werden, auch wenn seit einigen Jahren keine gemeinsamen Publikationen mehr erschienen sind.
- Personen, die auf dem Fachgebiet nicht als Experten gelten, sollten ebenfalls nicht benannt werden (es macht z. B. keinen Sinn einen ausgewiesenen Neurologen für eine gynäkologische Arbeit als Gutachter zu nominieren).
- Angestellte aus der freien Wirtschaft/Pharmaindustrie sollten ebenfalls nicht als Gutachter nominiert werden.
- Manche Zeitschriften akzeptieren keine Gutachter aus dem Land des Einreichenden. Dies gilt allerdings nicht für amerikanische Zeitschriften, die ihre Landsleute nur sehr ungern von Nicht-US-Amerikanern begutachten lassen. Für Europäer ist es besser, Personen anzugeben, die aus unterschiedlichen Ländern bzw. Regionen kommen.

Die Benennung von Gutachtern kann v. a. bei sehr speziellen wissenschaftlichen Arbeiten von Bedeutung sein, da nicht jeder Editor die jeweiligen Spezialisten auf allen Fachgebieten kennen muss. Die Autoren dieses Buches wissen jedoch aus langjähriger eigener Erfahrung als Gutachter wie auch als Begutachtete, dass Editoren ihre Gutachter durchaus nicht selten aus sehr weit entfernten Fachdisziplinen rekrutieren können. Aber auch weil der designierte Gutachter aus Desinteresse oder Zeitmangel einem ebenfalls an dieser Arbeit nicht interessierten Post-Doc oder Doktoranden die Begutachtung übertragen hat, sind manchmal merkwürdige Kommentare und Experimentvorschläge zu finden.

Der Verfasser eines Manuskripts kann natürlich nicht nur Gutachter benennen, sondern auch Gutachter vom Review-Prozess ausschließen. Allerdings ist diesbezüglich ebenfalls Vorsicht geboten. Es ist unklug, einen ausgewiesenen Experten als auszuschließenden

Gutachter anzugeben, auch wenn man weiß, dass er die Arbeit sehr kritisch und sogar negativ begutachten würde. Der Editor würde dann erst recht skeptisch werden und befürchten, dass das eingereichte Manuskript nicht zitiert und somit vom »Establishment« boykottiert wird.

Mit dem Einführen des sog. Peer-Review-Prozesses in der Begutachtung von wissenschaftlichen Arbeiten existiert eine ausgeprägte Ambivalenz zwischen dem hohen Stellenwert dieses Prozesses und dem sehr schlechten Ruf des Verfahrens bei vielen Autoren. Besonders bei einer Ablehnung werden den Gutachtern sehr schnell Eigeninteressen, Inkompetenz und Vorurteile vorgeworfen. Dennoch ist dieses Verfahren bis heute ohne wesentliche Alternativen, um die Qualität einer Publikation einzuschätzen.

Mittlerweile existieren etliche Varianten dieses Peer-Review-Prozesses. In den meisten Fällen werden die Kommentare der Gutachter den Autoren nur anonym mitgeteilt. Manche Zeitschriften reichen das Manuskript ohne Angaben der Autoren bzw. von deren Institut an die Gutachter weiter (»blinded review«). Im Gegensatz dazu haben einige wenige Zeitschriften, wie z. B. BMC Cancer, ein sog. offenes Gutachterverfahren, wo sowohl die Namen der Gutachter als auch der Autoren nicht verblindet sind.

Nach Abschluss der Begutachtung erfolgt die Mitteilung an die Herausgeber, ob das Manuskript angenommen oder abgelehnt wurde. Allerdings liegt die endgültige Entscheidung der Annahme oder Ablehnung einer wissenschaftlichen Arbeit bei den Herausgebern selbst. Dies ist v. a. relevant, falls es zu unterschiedlichen Beurteilungen von Seiten der Gutachter kommt. Wenn ein Gutachter eine positive Beurteilung abgibt und der zweite Gutachter das Manuskript ablehnt, erfolgt eine Entscheidung durch die Herausgeber. In den meisten Fällen richten sich die Herausgeber nach der Meinung desjenigen Gutachters, welcher der »ausgewiesenere« Experte auf dem Fachgebiet ist. In seltenen Fällen ist auch der persönliche Kontakt zwischen Herausgeber und Gutachter von Bedeutung, um ein Manuskript anzunehmen oder auch abzulehnen.

4.3.2 Begutachtung der wissenschaftlichen Arbeit

Der Begutachtungsprozess kann zwischen einigen Tagen und mehreren Wochen bis hin zu Monaten dauern. Er ist einerseits abhängig von den Formalitäten der Redaktion bis hin zum zeitlichen Aufwand der Beurteilung der Arbeit durch die Gutachter. Mittlerweile haben die meisten Zeitschriften einen sehr schnellen Begutachtungsprozess, v. a. durch das Internet und die dadurch ermöglichte schnelle Kommunikation. Es muss allerdings betont werden, dass i. Allg. die meiste Zeit in der (häufig überlasteten) Redaktion verstreicht und nicht immer die Gutachter an den vermeintlich absichtlichen Verzögerungen schuld sind.

Eine allgemeine, standardisierte Beurteilung für wissenschaftliche Arbeiten besteht allerdings nicht. Jedoch werden die meisten wissenschaftlichen Arbeiten aufgrund der in der ▶ Übersicht dargestellten Gesichtspunkte beurteilt.

Eine allgemeine, standardisierte Beurteilung für wissenschaftliche Arbeiten besteht nicht.

Beurteilungskriterien für wissenschaftliche Arbeiten
- **Formale Parameter:** Hierbei werden formale Aspekte wie z. B. die Länge des Abstracts, die korrekte Zitierweise sowie Gliederung und ähnliches beurteilt.
- **Qualitative Punkte:** Hierbei wird die Qualität einer wissenschaftlichen Arbeit von den Gutachtern bewertet.
  - Zielsetzung und Fragestellung
  - Bedeutung der Untersuchungen für den jeweiligen Fachbereich
  - Originalität der wissenschaftlichen Arbeit
  - Ausreichende und adäquate Nutzung von Material und Methoden zur Beantwortung der Fragestellung
  - Adäquater Untersuchungsaufbau für die Beantwortung der Fragestellung
  - Logische Interpretation und Argumentationen der erhobenen Ergebnisse
  - Relevante und logische Diskussion zur Gesamtthematik und im Zusammenhang der bislang bekannten Ergebnisse
- **Verlagsinteressen:** Hierbei wird geprüft, ob das Manuskript passend zum Verlagsprogramm ist bzw. den inhaltlichen Ausrichtungen der Zeitschrift entspricht.

Diese Aspekte stellen die ersten Kriterien dar, anhand derer eine Begutachtung durch die Gutachter bzw. den Herausgeber stattfindet.

Neben diesen Punkten spielen jedoch noch weitere informelle Aspekte eine Rolle:
- Ist die Arbeitsgruppe hinreichend bekannt?
- Sind die Autoren dem Gutachter bzw. Herausgeber bekannt?
- Hat die Arbeitsgruppe ähnliche Themen schon publiziert?
- Falls ja, sind die Arbeiten in hochrangigen Journalen erschienen?
- Waren die vorangegangenen Publikationen in sich schlüssig und wissenschaftlich korrekt?
- Zitiert die Arbeit Beiträge aus dem Journal, sodass der eigene »impact factor« steigen kann?

Obwohl diese informellen Aspekte offiziell nicht zugegeben werden, spielen sie dennoch eine wichtige Rolle in der Evaluation der jeweiligen wissenschaftlichen Arbeit. So wären z. B. Artikel aus der Zeitschrift im Manuskript zu zitieren, oder die Zeitschrift aufgrund der persönlichen Kontakte zu den Herausgebern auszuwählen. Allerdings ist unter diesen inoffiziellen Aspekten das ausschlaggebende Kriterium die Qualität und Akzeptanz vorangegangener Arbeiten. Wenn diese wissenschaftlich fundiert und sehr gut bearbeitet wurden, werden die Gutachter stark davon ausgehen, dass auch die jetzige Arbeit »wichtig« sei.

4.3.3 Zeitliche Verzögerung in der Begutachtung

Heute kann man den Stand des Manuskripts bei den meisten Zeitschriften über die Homepage einsehen.

Die meisten Zeitschriften werben damit, dass eine schnelle Begutachtung des eingereichten Manuskripts erfolgt. In der Regel beträgt diese Zeitspanne ca. 2–4 Wochen und ist in den meisten Fällen nicht durch die Gutachter bedingt, sondern Ursache einer redaktionellen Verzögerung. Im ungünstigsten Fall kann es trotzdem vorkommen, dass nach etlichen Wochen immer noch keine Antwort an die Autoren gegeben werden kann. In solchen Fällen sollte man erst einmal davon absehen, den Herausgeber vorschnell zu kontaktieren. Dies könnte als aufdringlich gewertet werden und somit zu einer negativen Haltung der Herausgeber gegenüber den Autoren führen.

Allerdings gibt es Situationen, in denen der Begutachtungsprozess tatsächlich ins Stocken gekommen ist. In diesen Fällen wird eine freundliche Nachfrage bei den Herausgebern zur schnelleren Begutachtung des Manuskripts führen. Wann ist aber der richtige Zeitpunkt, bei einer wochenlangen Verspätung der Manuskriptbeurteilung die Herausgeber zu kontaktieren? In den meisten Fällen sollte man einen Zeitraum von maximal 2–3 Monaten abwarten. Sind die Gutachten nach dieser Zeit immer noch nicht eingegangen, kann man auf diplomatische Weise den Herausgeber der Zeitschrift mit der neutralen Fragestellung nach dem Stand des Manuskripts kontaktieren.

4.4 Schritt 16: Umgang mit Erfolg, Kritik und Ablehnung

4.4.1 Allgemein

Die Ablehnung einer wissenschaftlichen Arbeit zur Publikation stellt natürlich eine sehr unangenehme Situation für den Autor dar, da sehr viel Kraft und Arbeit in die Erstellung des Manuskripts investiert wurde. Wenn zusätzlich keine Möglichkeit für eine Überarbeitung und erneute Einreichung vorhanden ist, zweifeln viele Autoren an ihrer Kompetenz.

Eine Ablehnung sollte immer der Anlass sein, das Manuskript zu überarbeiten und besser zu machen.

Kritik und Ablehnung bedeuten nicht, dass man persönlich versagt hat. Vielmehr könnte dies ein Anzeichen von einer eingeschränkten Qualität der wissenschaftlichen Arbeit bzw. von Fehlern in der Interpretation und den Schlussfolgerungen sein. Somit bietet eine Ablehnung immer den Anlass, den wissenschaftlichen Text zu überdenken und zu überarbeiten. Allerdings ist für eine solche Einstellung entscheidend, die eigenen Fehler anzuerkennen und Selbstkritik zu üben.

Dear Dr. ▮▮▮▮ :

I am pleased to inform you that the revised version of your manuscript has been accepted for publication in ▮▮▮▮▮▮▮▮▮▮▮▮ .

You will receive the proofs via internet. Because of our the tight publication schedule your prompt reaction will be greatly appreciated. Your manuscript will be published in full format through Springer "Online first" service approximately 1-2 weeks after you returned the corrected proofs and will have a fully quotable DOI.

Thank you for submitting your manuscript to ▮▮▮▮▮▮▮ . We congratulate you on your upcoming publication and look forward to receive further manuscripts reporting the results of your work.

With kind regards.

◘ Abb. 4.6 Brief (E-Mail) eines angenommenen Manuskripts nach erneuter Bearbeitung.

4.4.2 Angenommen mit geringfügigen bzw. größeren Veränderungen

Die schönste Variante ist natürlich die endgültige Annahme des Manuskript s (◘ Abb. 4.6).

Die häufigere Variante ist jedoch die »Annahme des wissenschaftlichen Beitrages mit geringfügigen bzw. größeren Änderungswünschen«. Geringfügige Änderungen können vergleichsweise schnell durchgeführt werden. Zeitaufwendiger ist allerdings eine Revision, wo z. B. häufig verlangt wird, die Größe der Stichprobe deutlich zu erhöhen oder eine zusätzliche Versuchsreihe durchzuführen.

- Die Überarbeitung des Manuskripts darf nicht zu lange dauern bzw. nicht auf später verschoben werden.
- Die Anmerkungen der Gutachter sollten möglichst vollständig bei einer Überarbeitung berücksichtigt und beantwortet werden.
- Nicht jede Kritik und jede Empfehlung sind gleichwertig zu behandeln. Zentrale Kritikpunkte (»major points«) müssen auf alle Fälle berücksichtigt werden. Die Ablehnung von Vorschlägen muss ausführlich begründet werden.
- In einem Begleitbrief zur Wiedereinreichung hat eine detaillierte und ausführlich kommentierte Stellungnahme zu den Kritikpunkten der Gutachter zu erfolgen, aus der die jeweiligen überarbeiteten Schritte im Manuskript ersichtlich sind (»point-to-point response«). In der Regel sind Änderungen am Manuskript drucktechnisch hervorzuheben.
- Gewählte Alternativen sollten gut begründet sein. In diesem Zusammenhang muss man sich vor Augen halten, dass der Gutachter indirekt eine Frage gestellt hat und eine kompetente fachliche ntwort erwartet.
- Falls Vorschläge und Anmerkungen der Gutachter nicht berücksichtigt wurden, müssen die Gründe dafür dargelegt werden. Dabei sind polemische Aussagen dringend zu vermeiden.

Dear Dr. ███████ :

We have received the reports from our advisors on your manuscript, "███████████████████████████████████".

With regret, I must inform you that, based on the advice received, the Editor-in-Chief has decided that your manuscript cannot be accepted for publication in ███████████████████ .

Attached, please find the reviewer comments for your perusal.

I would like to thank you very much for forwarding your manuscript to us for consideration and wish you every success in finding an alternative place of publication.

Best regards,

❏ **Abb. 4.7** Brief einer Ablehnung

— Die Anmerkungen der Gutachter sind möglichst vollständig bei einer Überarbeitung zu berücksichtigen und zu beantworten.
— Entscheidend ist dabei das Antwortschreiben. In diesem ist deutlich auf die jeweiligen Veränderungen im Manuskript (und die Gründe dazu) einzugehen.
— Günstig ist ebenfalls eine Markierung der geänderten Passagen im Manuskript. Es empfiehlt sich den geänderten Text im Antwortschreiben zu integrieren und dort, wie auch im Manuskript, optisch hervorzuheben.

4.4.3 Ablehnung

Bei einer in der Regel über 50% liegenden Ablehnungsquote der Zeitschriften ist die Ablehnung rein statistisch die am häufigsten zu erwartende Antwort (❏ Abb. 4.7).

Bei einer Ablehnung ist es entscheidend, sich die Ablehnungsgründe genau durchzulesen und diese auch kritisch (und v. a. selbstkritisch) zu überprüfen. Ebenfalls sollte überprüft werden, ob ein verwertbares und hilfreiches Feedback, das zu einer Verbesserung des Manuskripts beiträgt, vorhanden ist. Auf keinen Fall dürfen voreilige Reaktionen wie z. B. ein Beschwerdebrief an die Herausgeber erfolgen.

— Die Antwort der Gutachter muss »richtig« gelesen werden. Eine 5-seitige Antwort des Gutachters bietet jeden Anlass, sich zu freuen (v. a. wenn konstruktive Kritik enthalten ist), da diese Person einerseits viel Zeit und Kraft in die Arbeit investiert hat und andererseits die mitgeteilten Vorschläge ein besseres Manuskript ermöglichen.
— In vielen Fällen wird ein Ablehnungsschreiben mit der Begründung formuliert, dass zu viele Manuskripte eingereicht werden, die Daten zu vorläufig seien oder das Thema nicht zur Zeitschrift passe. Falls man einen solchen Standardsatz als Rückantwort erhält, sollte man nicht verzagen, sondern die Arbeit erneut

bearbeiten. Dazu gehört eine ausgiebige Überarbeitung, die sowohl formale als auch sprachliche Korrekturen beinhaltet.

- In einer Vielzahl von Fällen werden die Arbeiten auch nur aufgrund der fehlenden Form bzw. der Schwächen in der sprachlichen Darstellung abgelehnt. Allerdings werden diese Tatsachen nicht explizit erwähnt.
- Im Falle einer Ablehnung empfiehlt es sich, das Manuskript möglichst zügig für eine neue Zeitschrift umzuarbeiten. Je länger damit gewartet wird, umso geringer ist die Motivation, dieses neue Projekt in Angriff zu nehmen.
- Die Anmerkungen der Gutachter sind nach Möglichkeit bei einer Überarbeitung zu berücksichtigen, auch wenn die Einreichung bei einer anderen Zeitschrift geplant ist. Häufig ermöglicht eine konstruktive Kritik ein besseres Manuskript.
- Wenn Gutachter konsistent einen bestimmten Aspekt des Manuskripts kritisieren, so sollte selbstkritisch dieser Punkt überprüft werden. In solchen Fällen kann man ziemlich sicher davon ausgehen, etwas Entscheidendes übersehen zu haben.

Kritikpunkte und Anregungen der Gutachter eventuell als neues Projekt betrachten!

Trotzdem ist es nicht ausgeschlossen, dass selbst gute Arbeiten immer wieder abgelehnt werden. Es ist allgemein bekannt, dass sogar hochrangige Zeitschriften wie Nature oder Science schon manche bahnbrechende Forschungsarbeiten abgelehnt haben, aber stattdessen irrelevante oder sogar fehlerhafte Publikationen angenommen haben. Dann hilft es nur, die eigenen Arbeiten solange in weniger politisch geprägten, »niederrangingen« Journalen zu veröffentlichen, um im »Wissenschaftsmarathon« wenigstens nicht stehenzubleiben.

» The Nat1 work was being rejected by many journals. I felt lonely and depressed, and I was about to stop running in the marathon as a scientist. (Nakayama, S.; Ekiden to iPS Cells. Nature Medicine 2009;15:1145-1148). Shinya Nakayama, Nobelpreis für Medizin 2012 **«**

Probleme beim Schreiben

5.1   Innere und äußere Faktoren, die das Schreiben beeinflussen

5.1.1   Allgemein

Das Verfassen einer wissenschaftlichen Publikation ist abhängig vom persönlichen Zeit- und Arbeitsmanagement. Ohne eine angemessene Planung ist die Bearbeitung eines solcherart umfangreichen Projekts nur äußerst schwierig, nervenaufreibend und letztendlich auch frustrierend. Kurse und Fortbildungsveranstaltungen zu den Themen »Zeit- und Selbstmanagement« können sicher hilfreich sein, stellen aber keine Voraussetzung zum Schreiberfolg dar. Vielmehr ist es besser, sich die wesentlichen Gesichtspunkte zu vergegenwärtigen, die zum Erfolg – aber auch Misserfolg – beim Schreibprozess führen.

Der Erfolg beim Schreiben wird v. a. von zwei Faktoren beeinflusst:

Innere Faktoren (intrinsische Faktoren) Diese Faktoren stellen die inneren Hindernisse und Widerstände dar, die den Schreibprozess behindern können, und sind häufig abhängig von der Thematik bzw. dem Umgang mit dieser Aufgabe. Diese »inneren Faktoren« sind meistens bedingt durch die kritische Auseinandersetzung mit dem jeweiligen Thema und der Motivation (▸ Abschn. 1.2.3), sich mit dieser Aufgabe zu beschäftigen.

Innere und äußere Faktoren können den Schreibprozess verlangsamen oder sogar blockieren.

Äußere Faktoren (extrinsische Faktoren) Diese Faktoren sind nicht themenabhängig, sondern hängen vielmehr davon ab, inwieweit man ein effektives Zeit- und Arbeitsmanagement für sich selbst organisiert hat. Demzufolge sind diese Faktoren meistens ein Problem von Zeitorganisation bzw. Zeitmangel und führen zwangsläufig zu einer Aufgabengewichtung (Priorisierung).

5.1.2   Erfolgsfaktor »Zeit- und Selbstmanagement«

Erfolgreiche Schreibprozesse erfordern eine sehr gute Zeitplanung, Organisation und Selbstdisziplin.

Der eigentliche Schreibprozess ist abhängig von einer guten Organisation – sowohl für das Zeitmanagement als auch für sich selbst. Zur Berücksichtigung dieser beiden Faktoren sind folgende Punkte zu beachten:

- Um ein effizientes Zeitmanagement zu gewährleisten, muss einem bewusst sein, mit welchen Aufgaben man seinen Tag verbringt und wie viel Zeit diese Aufgaben aufzehren. Es ist entscheidend, sowohl die persönlichen als auch beruflichen Arbeitsbelastungen im Alltag zu berücksichtigen. Auch wenn diese Unterteilung sehr individuell ist, macht sie uns dennoch eine entscheidende Sache klar: Man realisiert, mit welchen teils unwichtigen Angelegenheiten sehr viel Zeit verschwendet wird.

- Ein effektiver Schreibprozess gelingt meistens nur dann, wenn man unwichtige und sehr zeitaufwendige Bereiche konsequent verhindert bzw. besser organisiert.
- Ein effizientes Zeitmanagement hat auch Auswirkungen auf die persönliche Energie. Um mit den eigenen Kräften besser haushalten zu können, sind eine Verdeutlichung der Aufgaben und eine ausreichende Planung von ausschlaggebender Bedeutung. Das Meistern der alltäglichen Aufgaben kostet sehr viel Energie. Demzufolge fühlt man sich häufig sehr müde und ausgelaugt, sogar noch bevor der eigentliche Schreibprozess begonnen hat.
- Ein Zeitplan sollte nie völlig unflexibel sein. Er muss ausreichend Pufferzeiten enthalten, die allerdings nicht zu leichtfertig aufgebraucht werden sollten.

5.1.3 Erfolgsfaktor »Konzentration«

Das Verfassen von wissenschaftlichen Texten erfordert eine hohe Konzentration auf das Thema. Demzufolge ist es besser, möglichst nicht mehr als ein Thema gleichzeitig zu bearbeiten.

Da das Schreiben ein kontinuierlicher Prozess ist, darf man sich nicht zu enge Zeitrahmen setzen. Erlaubt man sich täglich nur allzu kurze Zeitabschnitte, hat das den Nachteil, dass schon die halbe Zeit dafür gebraucht würde, sich wieder in das Thema hineinzudenken. Ebenfalls sind die produzierten Textbausteine dann häufig stilistisch isoliert oder nicht ausreichend ausformuliert und wirken sehr abgehackt.

Zeitlich kurze Freiräume kann man nutzen, um schon vorhandene einzelne Textpassagen nachzulesen und zu korrigieren, oder um Artikel und Fremdbeiträge aktiv zu lesen. Für den eigentlichen Schreibprozess sollte man sich einen offenen Zeitrahmen nehmen und erst dann aufhören, wenn eine körperliche oder geistige Ermüdung eintritt.

Oft hilft es auch, wenn man Abschnitte des Manuskripts, mit denen man Schwierigkeiten hat, einige Zeit liegenlässt. Dies ermöglicht es, einerseits etwas Abstand zu der Thematik zu gewinnen, und andererseits kann diese Zeit für das Verfassen von anderen Textbausteinen bzw. Untergruppen genutzt werden.

❯ **Das Verfassen und Durchführen eines kleineren Publikationsprojekts ist zu Beginn der Karriere als Autor sehr hilfreich. Einerseits kann dieses Vorgehen das Selbstvertrauen stärken, und andererseits wird es einem die möglichen Probleme der intrinsischen und extrinsischen Faktoren vor Augen halten.**

5.1.4   Erfolgsfaktor »entspannte Arbeitsatmosphäre«

Eine entspannte Arbeitsatmosphäre – möglichst ohne Störung – ist wichtig

Wichtige Voraussetzung für einen erfolgreichen Schreibprozess ist eine ansprechende Arbeitsatmosphäre. Meistens werden die äußeren Einflüsse auf den Schreibprozess unterschätzt.

- Der Arbeitsplatz – in diesem Fall möglichst ein eigener, dazu vorgesehener Schreibplatz – sollte so gestaltet sein, dass man sich dort auch wohl fühlt. Neben einer unverkrampften Körperhaltung (z. B. angenehme Sitzgelegenheit) ist auch auf die praktische und dienliche Anordnung der Schreibutensilien, d. h. in der Regel Laptop oder Desktopcomputer, zu achten. Falls man am Arbeitsplatz keinen eigenen oder geeigneten Schreibplatz zur Verfügung hat, muss man diese Schreibarbeiten notfalls mit nach Hause nehmen.
- Wichtig ist es, herauszufinden, in welcher Umgebung man am besten arbeiten kann. Dies fällt natürlich individuell sehr unterschiedlich aus und kann vom öffentlichen Café bis zur isolierten Studierstube im Keller reichen. Auch sind mögliche Begleitumstände zu berücksichtigen. Während der eine sich nur in absoluter Stille konzentrieren kann, benötigt der andere klassische Musik oder sogar Heavy Metal.
- Ebenfalls ist während des Schreibprozesses darauf zu achten, dass man ungestört arbeiten kann. Wenn man ständig durch andere Aufgaben beansprucht wird (z. B. Telefonklingeln etc.) ist die Konzentration eingeschränkt und somit auch das flüssige Schreiben nicht mehr effektiv möglich.

5.2   Probleme bei englischsprachigen Manuskripten

5.2.1   Allgemein

Das Lesen englischsprachiger Artikel zum eigenen Thema verbessert die persönlichen Sprachfähigkeiten.

Englischsprachige Manuskripte erfordern v. a. bei Anfängern einen erheblich größeren Zeitaufwand als muttersprachliche Texte. Erfahrungsgemäß bereitet den meisten Autoren das Verfassen eines Manuskripts in englischer Sprache große Schwierigkeiten. Auch wenn man sehr gute Englischkenntnisse hat, sind v. a. ein angemessener sprachlicher Stil, die Grammatik und die Zeitformen nicht immer leicht anzuwenden. Am Anfang wird wahrscheinlich das Fachvokabular besondere Schwierigkeiten bereiten. Auch das Nachschlagen in Wörterbüchern ist in in solchen Fällen anzuraten, wobei allerdings auf die feinen Unterschiede zwischen Wissenschaftssprache und Umgangssprache bzw. Literatursprache und "false friends" geachtet werden muss. Eine Laborprobe wird nun einmal "boiled" oder "heated" und nicht "cooked", und der Patient bzw. die Maus wird nicht "operated" sondern "dissected". Die Lösung dieses Sprachproblems besteht darin, möglichst viele ähnliche wissenschaftliche Beiträge mit der jeweiligen Thematik zu lesen, um sich die entsprechenden Begriffe anzueignen.

> **❯** Interessanterweise sind die grundlegenden Prinzipien so-
> wohl bei deutsch- als auch bei englischsprachigen Artikeln
> (aber auch in jeder anderen Sprache) gleich. Somit sind
> alle erwähnten Schritte und Empfehlungen für alle wissen-
> schaftlichen Arbeiten gültig.

5.2.2 Wichtige Hinweise

Die wichtigsten Zeitformen, die in den englischsprachigen Manu-skripten verwendet werden, sind »past tense«, »present tense« und »present perfect«:

- »**Past tense**« (einfache Vergangenheitsform): Diese für Deut-sche am einfachsten zu verwendende Vergangenheitsform wird in fast reiner Form vorwiegend beim Methodenteil benutzt. Im Gegensatz zu einem im Präsens bzw. Imperativ geschriebenen Laborprotokoll (»add 1 ml of buffer B to stop the reaction«) werden die wissenschaftlichen Methoden, da als Experimente abgeschlossen, in der einfachen Vergangenheitsform beschrie-ben (»1 ml of buffer B was added to terminate the reaction«). Des Weiteren wird diese Vergangenheitsform v. a. genutzt, wenn detaillierte Angaben zu einer Untersuchung (z. B. Zahlen) erwähnt oder rein deskriptiv gemachte Beobachtungen geschil-dert werden.
- »**Present tense**« (Gegenwartsform): Diese Form wird bei der Be-schreibung des aktuellen Wissensstands und bereits bekannten und publizierten Tatsachen genutzt. Ebenfalls kann diese Zeit beim Verweisen auf Tabellen und Abbildungen im Abschnitt Er-gebnisse verwendet werden (»results are shown in Table I«).
- »**Present perfect**« (abgeschlossene Gegenwartsform): Diese Zeitform, die der Engländer so liebt, die im Deutschen jedoch etwas anderes verwendet wird, ist die häufigste Form in der Einleitung, dem Ergebnis- und dem Diskussionsteil. Die Phrasen »it has long been known«, »it has been shown«, »we have inves-tigated«, »we have observed«, »it has been discussed« dürften wohl in keinem Manuskript fehlen, und falls nicht im Übermaß gebraucht, braucht sich kein Anfänger zu scheuen, auf diese Formen zurückzugreifen.

Häufig werden auch, wie im Deutschen, umgangssprachliche Ausdrü-cke in der englischen Wissenschaftssprache gefunden. So werden be-stimmte Wörter in einem grammatikalisch und syntaktisch falschen Zusammenhang genutzt. Ein weiteres Beispiel dafür, dass grammati-kalische oder etymologische Korrektheit nicht immer angebracht ist, zeigt ausgerechnet das in Publikationen sehr häufige gebrauchte Wort »data« (Plural des lateinischen »datum«) für Daten bzw. Ergebnisse, das im angloamerikanischen immer häufiger im Singular benutzt wird (»our data reveals..«). Hier hilft es nur, durch regelmäßige Lektüre von englischen Manuskripten sich dem aktuellen Sprachgebrauch anzupassen und sich diesen selber anzueignen.

Es sollte besonders darauf geachtet werden, dass das Manuskript einheitlich entweder in »American English« oder »British English« verfasst ist. Andere Englischformen (wie z. B. »Australian English« usw.) werden nur in Ausnahmefällen verlangt. Die meisten Zeitschriften geben die jeweilige Form der Rechtschreibung in den »instructions for authors« vor oder lassen beides zu, falls das Manuskript zumindest einheitlich verfasst ist. Vernünftig ist es, herauszufinden, in welchem Land die Zeitschrift herausgegeben wird bzw. sich die Editoren und wahrscheinlich auch Gutachter befinden, um sich danach zu richten. Es ist interessant zu sehen, wie auch amerikanische Arbeitsgruppen sich zum »tumour«, »colour« und »analysed« überwinden können, um im »British Journal of …« zu veröffentlichen. Falls die jeweilige Form des Englischen nicht festgelegt ist, sollte man sich jedoch konsequent auf eine Schreibweise festlegen und diese durchgängig einhalten.

Textverarbeitungsprogramme enthalten heutzutage sehr gute Rechtschreibprüfungen. Diese sollten auch genutzt werden, da sie das Arbeiten sehr erleichtern. Allerdings ist bei Unklarheiten besser auf ein Wörterbuch zu vertrauen, da die Rechtschreibprogramme auch fehlerhafte Einträge enthalten können – vor allem dann, wenn ein falsch geschriebenes Wort in das elektronische Wörterbuch übernommen wurde, kann dieser Fehler nicht mehr so leicht erkannt werden. Das Gleiche gilt auch für die Thesauren.

5.3   Empfehlungen, um den eigenen Schreibstil zu verbessern

5.3.1   Allgemein

Das Schreiben einer wissenschaftlichen Arbeit ist ein langwieriger und nicht gerade nervensparender Arbeitsprozess, der häufig dazu führt, dass man gar nicht erst mit dem Schreiben beginnen will. Aber diese Situation ist auch dem geübten Verfasser von wissenschaftlichen Beiträgen nicht unbekannt. Auch bei vielen erfolgreich publizierenden Wissenschaftlern stellte sich die Ausgangsposition folgendermaßen dar:

- »Learning by doing« – »Übung macht den Meister«.
- »Trial and error« – »Versuch macht klug«.

Durch dieses ständige »Auf und Ab«, die Schreibversuche und Korrekturen entwickelt sich dann der endgültige Stil, und, nach ausdauernder Übung, stellt sich auch der Erfolg ein. Basierend allein auf Ratgebern kann eine so komplexe Aufgabe sicher nicht bewältigt werden.

Das wissenschaftliche Schreiben lernt man auch durch das aktive und bewusste Lesen guter wissenschaftlicher Texte. Diese dienen dann meistens als Vorbild. Allerdings bleibt der wesentliche Erfolgsfaktor v. a. das regelmäßige und eigenständige Schreiben eigener Texte. Mit anderen Worten: Es gehört eine kontinuierliche und greifbare Schreibaufgabe und Schreibpraxis dazu, um den Schreibprozess zu kanalisieren und zu ermöglichen. Die meisten Menschen sind diesen Weg bereits während der Schulzeit gegangen. Danach werden diese Grundzüge aber sehr häufig wieder vergessen, bis man plötzlich erneut dieser Herausforderung gegenübersteht. Manchmal hilft es, sich diese Zeit und das Gefühl des Verfassens von Hausarbeiten, Aufsätzen usw. wieder zu vergegenwärtigen.

Probleme mit dem wissenschaftlichen Schreiben sind nur sehr selten in persönlichen und individuellen Missständen zu finden, sondern reflektieren eher mangelnde Rahmenbedingungen, Strukturen und Motivation. Durch die unterschiedlichen Ratgeber kann natürlich eine Hilfestellung für diese Thematik gegeben werden. Allerdings ermöglichen diese nicht, konkret das eigene Schreiben zu verbessern und den Schreibprozess effektiver zu gestalten. Dies kann nur durch eigene, beständige Mühen und Übungen erfolgen.

> Auch wenn bewusstes Lesen wissenschaftlicher Texte hilfreich ist: Nur die eigene Schreibpraxis verbessert den Schreibstil effektiv.

5.3.2 Gängige Phrasen: Was die Autoren eigentlich meinen…

Sowohl in deutschen (◨ Tab. 5.1) als auch in englischen (◨ Tab. 5.2) Manuskripten werden sehr häufig inhaltslose Bindewörter bzw. Phrasen genutzt. Viele dieser Phrasen sind ständig in der wissenschaftlichen Literatur anzutreffen.

Trotz ihrer weiten Verbreitung sind zahlreiche dieser Formulierungen inhaltsleer und werden gern zur Belustigung und Aufheiterung des tristen Laboralltags in ähnlicher Form an die ebenso tristen Laborwände geklebt. Diese Sprachkonstruktionen sollten entsprechend nicht oder nur sehr selten benutzt werden. In den meisten Fällen lassen sich solche inhaltsleeren Phrasen oder Wörter durch andere Ausdrucksweisen ersetzen. Dabei können natürlich Wörterbucher sehr hilfreich sein.

5.4 Zusammenfassende Vorschläge für ein besseres Schreiben

Aktives Lesen Vor das eigene Schreiben gehört das **aktive Lesen**. Es empfiehlt sich, regelmäßig wissenschaftliche Bücher und Beiträge zu lesen.

> Vor das eigene Schreiben gehört das aktive Lesen.

- Beiträge, die Ihnen gefallen haben bzw. für das eigene Thema relevant sind, können ein zweites Mal aktiv mit einer kritischen Beurteilung durchgelesen werden.

▢ Tab. 5.1 Häufige Phrasen in der deutschsprachigen wissenschaftlichen Literatur

Was die Autoren schreiben	Was die Autoren eigentlich meinen
Es ist seit langem bekannt…	…es war zu aufwendig, die Originalpublikation zu suchen…
Seit längerem ist bekannt…	…irgendjemand hat dies irgendwie irgendwann gesagt…
Von großer theoretischer und praktischer Bedeutung…	…eigentlich nur für mich interessant und zwar nur im Zusammenhang mit dieser Arbeit…
Es war bisher noch nicht möglich, endgültige Antworten zu diesen Fragen zu finden.	Auch in dieser Arbeit gibt es keine endgültigen Antworten.
Diese Fragen sind nicht abschließend zu beantworten.	Ich hatte eigentlich eine andere Fragestellung vor Augen, aber die Ergebnisse lassen sich besser auf diese Fragen projizieren.
Von höchster Reinheit…	Zusammensetzung unbekannt, es sei denn, man glaubt den übertriebenen Angaben des Lieferanten.
Drei Proben wurden für detaillierte Untersuchungen ausgewählt.	Die weiteren Ergebnisse machen keinen Sinn und wurden ignoriert.
Die Experimentreihe wurde in drei unabhängigen Versuchen durchgeführt.	Ich musste so schnell es geht eine Publikation veröffentlichen.
Mit äußerster Vorsicht gehandhabt…	Eigentlich sind Teile der Proben auf den Boden gefallen.
Typische Ergebnisse…	Die besten und passendsten Ergebnisse werden präsentiert…
Voraussichtlich zu einem späteren Zeitpunkt…	Ich habe mir nicht die Mühe gemacht, diesen Gedanken weiter zu verfolgen.
Die Ergebnisse werden zu einem späteren Zeitpunkt mitgeteilt.	Wenn ich dies überhaupt tue…
Die verlässlichsten Werte sind diejenigen von Müller und Mitarbeiter.	Er war einer meiner Mitarbeiter und ein guter Bekannter.
Es wird angenommen…	Ich persönlich glaube…
Allgemein wird angenommen…	Ein paar andere glauben dies auch…
Es ist allgemein bekannt…	Ich habe zufällig irgendwo gelesen, dass….
Man kann sich leicht klarmachen, dass…	Diese Idee stammt nicht von mir und meiner Arbeitsgruppe…
Man könnte einwenden, dass…	Kein logisch denkender Mensch würde diesen Einwand erheben, aber ich kenne eine gute Antwort darauf und leite die Arbeit auf eine Situation um, die ich kenne.
Es ist offensichtlich, dass noch sehr viel zusätzliche Arbeit zur Erklärung dieser Vorgänge notwendig ist.	Die Ergebnisse kann ich nicht interpretieren, und der ganze wissenschaftliche Aufwand ist mir schleierhaft.
Es ist zu hoffen, dass diese Arbeit zu weiterer Forschung auf diesem Gebiet führt.	Diese Arbeit ist sicherlich nicht besonders gut… aber die anderen Forschergruppen haben sich ebenfalls nicht um dieses Gebiet ausgiebig gekümmert.
Unser Dank gilt Frau Schmidt für die Hilfestellung bei den Experimenten und Herrn Müller für fruchtbare Diskussionen.	Frau Schmidt machte die Arbeit, und Herr Müller tat so, als ob er mich betreute.

◘ Tab. 5.2 Häufige Phrasen in der englischsprachigen Literatur

What authors write	What authors mean
...appears to play an important role...	...ist vielleicht im geringen Maße beteiligt an...
...is consistent with...	...mag am Rande zu tun haben mit...
These results suggest that...	Es ist unklar, ob die Ergebnisse überhaupt eine Bedeutung haben.
This manuscript is the first to...	Die Ergebnisse sind dürftig und unzureichend, wobei niemand bisher an etwas Ähnlichem interessiert war.
We have demonstrated for the first time that... For the first time we have demonstrated that...	Eigentlich wollten wir etwas anderes herausfinden, aber um eine schnelle Publikation zu erreichen, haben wir die Fragestellung den Ergebnissen angepasst.
Several lines of evidence suggest...	...es würde mir persönlich gut ins Konzept passen...
The purpose of this study was...	Das war zwar nicht das ursprüngliche Ziel der Untersuchung, aber die erhobenen Ergebnisse passen zu einer neuen Fragestellung.
Our results confirm and extend previous...	Die Ergebnisse sind äußerst dürftig und zeigen keine neuen Erkenntnisse.
It has long been known...	...irgendjemand hat irgendwas irgendwann einmal vorgestellt, und jetzt erwähne ich dies, ohne die Originalliteratur gefunden zu haben...
Typical results are demonstrated....	Die besten Ergebnisse werden von mir gezeigt; alle anderen würden nur zu weiteren Fragen führen, die ich nicht beantworten kann.
It is generally believed that...	Ein paar Leute glauben, dass...
It is suggested that...	Ein paar Leute denken, dass..., ich weiß es jedoch nicht.
It is believed that...	Glauben heißt »nicht wissen«.
Great practical importance...	Keine Ahnung, ob die Ergebnisse auch eine Bedeutung haben, und falls ja, ist mir der genaue Zusammenhang noch weitgehend unklar.
The experiments were performed in triplicates and...	...um eine statistische Auswertung zu ermöglichen, da jedermann auf »signifikante« Unterschiede achtet.
These experiments were performed in triplicates and...	...für mehr Versuche waren weder die Zeit noch das Geld vorhanden...

— Stellen Sie sich immer wieder die Frage, warum Ihnen der Beitrag gefallen hat.

Die erste Rohfassung des Manuskripts schreibt man am besten so, als ob die wissenschaftliche Arbeit einem konkreten Zuhörer bzw. Leser erklärt würde.

Die wissenschaftlichen Beiträge, die am verständlichsten und darüber hinaus anregend geschrieben sind, sollten bewusst auf stilistische Feinheiten hin gelesen werden. Bei relevanten Beiträgen sollte die jeweilige Textstrategie der besten Arbeiten ausführlich analysiert werden. Dabei ist sowohl auf die entsprechende Formulierung als auch auf die Textformatierung zu achten. Die Ergebnisse können in kurzen Notizen festgehalten werden, sodass sie bei späteren Schreibübungen als Vorlage dienen können.

> **Relevante Fragen bei der Analyse des Stils wissenschaftlicher Texte**
> - Wie wird die aktuelle Forschungsliteratur im Text eingearbeitet?
> - Wie werden die Argumente und Gegenargumente entwickelt und im Manuskript dargestellt?
> - Wie wird die zentrale Frage gestellt und beantwortet?
> - Wie formulieren die Autoren die Fragestellung?
> - Wie werden Übergänge in den einzelnen Textabschnitten gestaltet und formuliert?
> - Wie wird die Schlussfolgerung im Gesamtkontext des Manuskripts dargestellt, und welche Ausblicke nennen die Autoren?

Rohfassung im eigenen Stil verfassen und die Überarbeitung des Manuskripts auch zur Verbesserung der Ausdrucksweise nutzen.

Häufig »verbiegt« sich der Autor sprachlich bei der Verfassung des Manuskripts, in der Annahme, dass dadurch die Sprache wissenschaftlicher klingt. Prinzipiell sollte man – v. a. beim Verfassen einer vorläufigen ersten Version – bei seinem Stil bleiben.

Bei der Überarbeitung des Manuskripts kann dann die Sprache entsprechend korrigiert und angepasst werden.

- Wenn man eher zu langatmigen und ausführlichen Ausdrucksweisen neigt, achtet man am besten darauf, die jeweiligen Schlagwörter mit präzisen, deutlichen und klaren Formulierungen zu ergänzen.
- Falls man eher einen genauen, treffenden bzw. lakonischen Ausdrucksstil besitzt, sollte man darauf achten, dass alle nötigen Argumente und die Beweisführungen – trotz der kurzgefassten Aussagen – im Manuskript enthalten sind.

Der inneren Kritik sollte während des Verfassens des Manuskripts zunächst nicht nachgegeben werden. Falls ein Textabschnitt dem Autor nicht gefällt, kann er ihn zur Seite legen und später erneut bearbeiten. Lautes Vorlesen kann ebenfalls dazu beitragen, die einzelnen Punkte zu identifizieren, die verbesserungsbedürftig sind.

Im Verlauf des Schreibprozesses kommt es in fast allen Fällen zu einer **Schreibblockade**. Man starrt das weiße Blatt bzw. den Bildschirm an, und kein richtiger Gedanke lässt sich in Worte fassen. Schreibblockaden lassen sich nicht immer leicht überwinden, trotz der zahlreichen Ratgeber, die zu diesem Thema erschienen sind.

- Mittlerweile wurden zahlreiche Strategien empfohlen, um eine Schreibhemmung zu überwinden: Musik hören, spazieren gehen, sich mit Freunden und Bekannten treffen etc. Ziel dieser

Strategien ist natürlich die Erzeugung einer gewissen Distanz zu der Arbeit und dadurch die körperliche und seelische Entspannung des Autors zu herbeizuführen. Nach einer Freizeittätigkeit kann vielfach die weitere Bearbeitung des Manuskripts mit neuem Mut und Motivation begonnen werden.

- Falls man noch das Gefühl hat, an dem Manuskript weiter arbeiten zu können, sollte die problematische Textpassage zur Seite gelegt und ein neuer Absatz begonnen werden. Anstelle eines neuen Absatzes könnte man auch einfache Skizzen mit den eigenen Gedanken zur Thematik anfertigen und diese dann um Stichpunkte bereichern.
- Häufig hilft es auch, die Arbeit für 1–2 Tage zur Seite zu legen und sie dann mit neuem Mut wieder aufzunehmen. Die Arbeit darf natürlich dadurch nicht allzu lange unerledigt bleiben.
- Um Schreibblockaden zu überwinden, wird – v. a. von amerikanischen Autoren – empfohlen, nicht mit dem Schreiben aufzuhören, wenn ein inhaltlich zusammenhängender Textabschnitt fertiggestellt wurde. Vielmehr wird empfohlen, einen weiteren Abschnitt zu beginnen und die Arbeit in der Mitte abzubrechen. Dies kann den Wiedereinstieg in den Schreibprozess erleichtern.

Am sinnvollsten ist es, möglichst in zusammenhängenden Textabschnitten zu schreiben. Am besten benennt der Autor zu Beginn des Schreibprozesses realistische Ziele und arbeitet darauf hin, diese auch zu erreichen. Mit anderen Worten, der Schreibprozess sollte nun bis zum Erreichen dieses Ziels fortgeführt werden. Allerdings muss auf Realitätsnähe der Ziele und der dafür benötigten Zeitspanne geachtet werden. Alles andere verursacht nur unnötigen und zusätzlichen Druck, der sich wiederum negativ auf die Motivation auswirkt. Darunter leidet, und nicht im unerheblichen Maße, der Schreibprozess.

Beim Verfassen eines Textes kann es häufig zur körperlichen und geistigen Ermüdung sowie einem Nachlassen der Kreativität und Motivation kommen. Wenn die Arbeit an einem Textabschnitt zunehmend schwieriger wird, legt man diesen am besten erst einmal zur Seite und kann ggf. einen anderen Abschnitt anfangen.

Falls das passende Wort bzw. der geeignete Ausdruck einem nicht einfällt, kann man erst einmal einen Lückenfüller einsetzen. Wenn eine Idee oder auch ein Textabschnitt nicht genau formuliert werden kann, ist er möglicherweis noch nicht deutlich durchdacht worden. Nach einer hinreichenden Zeit und einer erneuten gedanklichen Auseinandersetzung mit dem Abschnitt fällt es häufig leichter, den Gedanken dann angemessen auszudrücken.

Kontinuierliches Schreiben, auch wenn es nur kleinere Passagen sind, vermittelt das Gefühl, dass die Arbeit vorangeht. Dieser Eindruck erhöht die Motivation, an der Arbeit noch weiter zu arbeiten und sie zu verfeinern und damit besser zu machen.

Kontinuierliches Weiterarbeiten am Text ist förderlich für die Motivation.

Sprachliche Präzision

6.1   Allgemein

Auch wenn viele Autoren in ihrer wissenschaftlichen Arbeit nicht immer bewusst und systematisch auf die Grundsätze der Logik und Rhetorik zurückgreifen, werden diese Prinzipien jedoch häufig unbewusst angewandt. Für den Autor einer akademischen Arbeit ist sowohl der Inhalt als auch die logische Korrektheit seiner Texte selbstverständlich. Dagegen ist die zugrunde liegende Schlüssigkeit für den Leser nicht immer ersichtlich. Nichtsdestoweniger ist es für viele Autoren sehr schwierig, diese logischen Schlüsse einfach und plausibel zu formulieren. Während diese Forderung mündlich meistens problemlos umgesetzt werden kann, scheitern etliche Forscher an der schriftlichen Formulierung ihrer wissenschaftlichen Arbeit.

6.2   Darstellung einer logischen Argumentation

Je schwieriger und komplizierter eine Argumentation verläuft, umso entscheidender ist die Planung der jeweiligen logischen Abfolge.

Argumentationen sind nicht nur von der innewohnenden Logik geprägt, sondern auch von der jeweiligen sprachlichen Darstellung. Häufig sind Begründungen vom Leser nur schwer nachzuvollziehen. Dies muss nicht immer einer fehlerhaften oder eingeschränkten Interpretation oder Denkweise geschuldet sein. Zumeist liegt es daran, dass logische Zwischenschritte im Aufbau der Argumentation fehlen. Während der Autor diese Teilschritte dann als selbstverständlich und nicht erwähnenswert erachtet hatte, wären sie doch für den Leser von maßgeblicher Bedeutung, um die jeweilige Aussage zu verstehen und zu interpretieren.

Dem Autor einer wissenschaftlichen Arbeit passiert es häufig, dass der Text sehr umfangreich und detailverliebt gestaltet ist. Dadurch erscheint der Text unnötig wortreich, und die zentralen Feststellungen wurden mehrmals formuliert. Somit präsentiert sich der Text für den Leser sehr unübersichtlich. Zusätzlich tritt in solchen Situationen das Gefühl beim Leser auf, dass der Autor keine wesentlichen neuen Informationen zur Fragestellung beitragen kann, wenn sich ständig repetitive Sequenzen finden.

Bei schwierigen Zusammenhängen kann ein Diagramm des logischen Ablaufs alle notwendigen Schritte aufzeigen, die auch im Text erwähnt werden können.

Die wichtigste Maßnahme, um einen Text logisch und inhaltlich zu straffen, besteht darin, sich auf die entscheidenden Aussagen und Argumente zu konzentrieren. Demzufolge ist der Text von unnötigem Ballast zu befreien, sodass die kohärente Struktur deutlicher sichtbar wird. Jeder Abschnitt einer wissenschaftlichen Arbeit sollte einen zentralen Satz enthalten, welcher die wesentliche und maßgebende Information vermittelt. Allgemeine und vage Ausführungen sind dabei möglichst durch präzise und spezifische Aussagen zu ersetzen.

6.2.1 Logische Verbindungen der einzelnen Textbausteine

Ohne eine logische Verbindung zwischen den einzelnen Sätzen und Textpassagen kann es zu einem falschen Verständnis der jeweiligen Aussage beim Leser kommen. Im schlimmsten Fall wird der Satz bzw. der Textabschnitt gar nicht verstanden. Um solche Missverständnisse und Fehlinterpretationen zu vermeiden, muss jede wissenschaftliche Ausführung auch in einer logischen sprachlichen Beziehung stehen. In diesem Zusammenhang gilt es, mehrere Aspekte zu unterscheiden:

- logische Verbindung in einem Satz,
- logische Verbindung einzelner Sätze innerhalb einer Textpassage,
- logische Verbindung einzelner Absätze eines wissenschaftlichen Abschnitts,
- logische Verbindung der einzelnen Abschnitte im Gesamtkontext der wissenschaftlichen Arbeit.

> Die Logik des Textes durch die Darstellung von Gegensätzen, Absichten oder Erläuterungen verfeinern.

Logische Verbindung in einem Satz

Wenn die logischen Hintergründe einer Argumentation berücksichtigt werden, gewinnt die Begründung an Klarheit und Strukturiertheit. Vor allem in wissenschaftlichen Arbeiten ist eine präzise sprachliche Darstellung notwendig. Dies wird nicht nur von den Gutachtern und Lesern einer Publikation erwartet, sondern stellt das entscheidende Merkmal wissenschaftlichen Handelns dar, denn der Akademiker wird u. a. daran gemessen, wie einfach und gezielt er seine Erkenntnisse präsentieren kann. Demzufolge muss beim Verfassen der Arbeit auf eine logische Verbindung der Sätze geachtet werden.

Wie aber wird dies erreicht? Prinzipiell kann der Zusammenhang in einem Satz wie folgt gegliedert werden:

- Der erste Satzbaustein enthält die maßgebende Information und wird als **Thema** bezeichnet.
- Der zweite Satzbaustein betrifft die Aussage über das Thema (erster Satzbaustein) und wird als **Rhema** bezeichnet.

Durch das Verhältnis von Thema (der erste Satzbaustein) und Rhema (die Aussage über das Thema) wird der wesentliche Zusammenhang in einem Satz beschrieben. Dies wird allgemein als Textlinguistik bezeichnet.

Der einfachste Weg, in einem Satz die jeweilige inhaltliche Zusammengehörigkeit (Thema und Rhema) darzustellen, besteht in einer adäquaten Nutzung von Verbindungswörtern. Dies können Präpositionen, Adverbien, Konjunktionen oder auch Konnektoren sein.

> Die Logik der eigenen Texte durch die Verwendung geeigneter Verbindungswörter ausdrücklich unterstreichen.

Logische Verbindungen zwischen einzelnen Sätzen

Die kohärente Verbindung der Sätze untereinander ist ausschlaggebend für die Klarheit der wissenschaftlichen Arbeit. Neben den sprachlichen Zusammenhängen der logischen Argumentation (durch Präpositionen, Adverbien, Konjunktionen oder kleinere

Satzbausteine) stehen zahlreiche weitere Möglichkeiten zur Verknüpfung von unterschiedlichen Sätzen zur Verfügung. Auch hier ist wiederum die Zusammengehörigkeit zwischen Thema und Rhema zu beachten. Als Thema wird die ursprüngliche Information im Satz bezeichnet, während die darauffolgenden neuen Fakten zu dem ersten Satz (Thema) entsprechend als Rhema bezeichnet werden.

In der Textlinguistik gibt es mehrere Möglichkeiten und Variationen, einen wissenschaftlichen Absatz aufzubauen.

- **Die lineare thematische Progression:** Die lineare thematische Progression ermöglicht einen engen Zusammenhang zwischen unterschiedlichen Sätzen. Dabei beginnt der erste Satz mit einem Thema, das von einer neuen Information, dem Rhema, ergänzt wird. Im zweiten Satz wird dieses Rhema des ersten Satzes zum Thema des zweiten Satzes, sodass ein neues Rhema, d. h. eine neue Aussage sich im zweiten Satz anschließt. Dieses neue Rhema wird im dritten Satz zum Thema, das dann ebenfalls durch ein neues Rhema beschrieben wird. Die einzelnen Sätze sind durch den inhaltlichen Zusammenhang somit eng miteinander verknüpft.
- **Progression mit durchlaufendem Thema:** In dieser Variante ist das Thema des ersten Satzes zugleich das Thema der folgenden Sätze. Daraus folgt, dass nur die Rhemata neu sind. Die einzelnen Sätze sind durch den inhaltlichen Zusammenhang eng miteinander verknüpft.

Bei beiden Möglichkeiten beginnt ein Absatz mit einer bereits bekannten Aussage. An diese Information schließt sich die neue Information an. Diese Vorgehensweise entspricht der generellen Lese- und Denkweise der meisten Menschen.

Da neue Informationen mit bereits bekannten Daten und Fakten in Verbindung gebracht werden, erscheint der Text in sich logisch aufgebaut und nachvollziehbar. Demzufolge sollten die Sätze möglichst mit einem Baustein beginnen, der allgemeine Mitteilungen beinhaltet, um von diesem aus die neuen Fakten anzuhängen und somit zu vermitteln.

Um einen monotonen Lesefluss zu vermeiden, sollten die Sätze durch unterschiedliche Verbindungswörter miteinander in einem inhaltlichen Kontext zusammengeführt werden.

Logische Verbindung von einzelnen Absätzen

Jeder Abschnitt wird am besten mit einem neuen Thema begonnen. Innerhalb des Abschnitts erfolgen dann jeweils Verknüpfungen mit dem ersten Satzbaustein. Die einzelnen Sätze werden durch einen durchgehenden thematischen Zusammenhang verknüpft. Jeder Textabschnitt ist mit einer kurzen Zusammenfassung der wichtigsten Ergebnisse abzuschließen, die jedoch möglichst nicht mehr als einen Satz umfassen sollte.

Für die Verbindung zwischen zwei unterschiedlichen Absätzen gibt es zwei grundlegende Möglichkeiten:

- Am Ende eines Kapitels wird zum Folgekapitel übergeleitet.
- Das folgende Kapitel wird, im Rückblick auf den vorangegangenen Teilbereich, mit einer anschließenden Benennung der zu erwartenden Inhalte des neuen Kapitels begonnen.

6.3   Argumentation

6.3.1   Allgemein

Im Alltag argumentieren wir ständig sowohl mündlich als auch in schriftlicher Form. Die Begründung stellt einen sehr komplexen Vorgang dar, der als solcher oft nicht leicht zu erkennen ist. Mittlerweile sind zahlreiche Ratgeber und Lehrbücher für ein erfolgreiches Argumentieren und dessen Anwendung in der Rhetorik erschienen.

Die logische Argumentation ist, besonders im Diskussionsteil der wissenschaftlichen Arbeit, von größter Bedeutung. Dabei ist nicht nur die Aufstellung von Argumenten unerlässlich, sondern auch deren Widerlegung. Vor allem in der Diskussion ist dies gefragt, wo die eigenen Daten sowohl interpretiert als auch kritisch hinterfragt werden sollten.

> Auch wenn es sehr theoretisch anmutet, ist das Wissen über Argumente und Methoden zur Bestätigung bzw. Widerlegung einer Argumentation von extremer Bedeutung.

6.3.2   Grundlagen der Argumentation

Bedeutung

Die Argumentation wird genutzt, um andere Menschen, aber auch um sich selbst von einem Sachverhalt zu überzeugen. Sie dient der logischen Darstellung von Ergebnissen und ist der wichtigste Parameter zur Beurteilung der errungenen wissenschaftlichen Erkenntnis. Ein gutes und erfolgreiches Argument hängt maßgeblich von dessen Überzeugungskraft ab. Zudem besitzt die Argumentation in naturwissenschaftlichen und medizinischen Texten einen besonderen Stellenwert. Es liegt in der Natur der Sache, dass wissenschaftliche Arbeiten und die daraus resultierenden Rückschlüsse von objektivierbaren Tatsachen unterlegt sein müssen. Außerdem leisten die sprachliche Präzision sowie die logische, kurze und prägnante Darstellung der jeweiligen Argumentationsfelder einen maßgeblichen Beitrag zu einem erfolgreichen Manuskript.

Die wenigsten Wissenschaftler möchten von einem Kollegen in einem naturwissenschaftlichen Artikel philosophische Abhandlungen und argumentative Spitzfindigkeiten zugemutet bekommen. Hinzu kommt, dass in unserer heutigen beschleunigten Arbeitswelt die meisten Publikationen nur oberflächlich gelesen werden. Dies hat zur Folge, dass der Leser schnellstmöglich die wichtigsten Punkte einer wissenschaftlichen Arbeit erkennen und beurteilen möchte. Somit ist die Art der Ausformulierung des jeweiligen Argumentes ebenfalls von entscheidender Bedeutung.

Durch eine gezielte Wortwahl können beim Leser Assoziationen geweckt werden, die sowohl eine positive, aber auch eine negative Grundeinstellung bewirken. Da das Empfinden des Lesers sehr subjektiv ist, kann man leider häufig nicht vorhersagen, welche Wirkung die Ausformulierung der Argumente auf den Leser hat.

Ziele und Hindernisse der Argumentation

Je logischer der Aufbau einer Argumentation ist, umso objektivierbarer und überzeugender sind die vorgebrachten Einwände.

Das primäre Ziel einer Argumentation besteht darin, andere Menschen von seiner Meinung bzw. seiner Vorstellung zu überzeugen. Je logischer das Argument ist, umso leichter kann es überzeugen. Allerdings zählt nicht nur die Objektivität der vorgebrachten Gründe, die den jeweiligen Standpunkt unterstützen, sondern auch die Bereitschaft der beteiligten Diskussionspartner, sich überzeugen zu lassen.

Obwohl die inhaltliche Korrektheit das wichtigste Merkmal einer Argumentation ist, scheint auch die Akzeptanz durch den jeweiligen Leser dieser Begründung von Bedeutung zu sein. So kann ein Leser ein Argument akzeptieren, auch wenn die Grundlagen nicht unbedingt objektiv sind. Somit ist eine Begründung erfolgreich, wenn der Leser die Prämissen für akzeptabel hält.

> **Im Vorfeld einer jeden schriftlichen Argumentation sollte die jeweilige Zielgruppe und Leserschaft bekannt sein. Man kann nur dann erfolgreich argumentieren, wenn das Wissen und die Grundeinstellung der Diskussionspartner bekannt sind.**

Für die schriftliche Argumentation gilt das Prinzip der Rationalität.

Die schriftliche Argumentation zeigt grundlegende Unterschiede im Vergleich zur gesprochenen Darstellung. Dies liegt primär daran, dass im Rahmen einer mündlichen Diskussion die Begründungen von Spontaneität, den jeweiligen Rahmenbedingungen sowie von situationsabhängigen Vorkommnissen abhängen. Etliche positive und auch negative Techniken der verbalen Beweisführung sind im Rahmen einer schriftlichen wissenschaftlichen Arbeit nicht anwendbar, da der Leser die Zeit hat, den Inhalt der einzelnen Abschnitte ausgiebig zu prüfen und zu evaluieren. Demzufolge gilt für die schriftliche Argumentation das **Prinzip der Rationalität**.

6.3.3 Die Logik in der Argumentation

Das logische Argumentieren dient nicht nur dazu, den Diskussionspartner bzw. Leser zu überzeugen, sondern erleichtert auch das eigene analytische und kritische Denken.

Das logische Argumentieren begünstigt v. a. eine objektive Entscheidungsfindung. Dadurch werden Schlussfolgerungen überprüft und eine sachliche Bewertung ermöglicht. Neben der Förderung des strategischen, analytischen und sogar kritischen Denkens fördert die Darstellung einer kohärenten Argumentation eine deutliche Kommunikation sowie eine zielorientierte Herangehensweise an die jeweilige Problematik.

Demzufolge muss man, bevor man mit einer wissenschaftlichen Publikation andere überzeugen möchte, sich selbst kritisch den Argumentationsgrundlagen unterziehen und sich auch »selbst überzeugen lassen«.

Grundstruktur eines Arguments

Das Gesamtargument besteht aus einer Aneinanderreihung stimmiger Teilargumente, welche in sich überzeugend sein müssen. Ein Argument und jedes Teilargument lassen sich in zwei Strukturbausteine unterteilen:

— in den Standpunkt, der die Meinung bzw. Behauptung darstellt, und
— die Gründe, die zur Unterstützung des jeweiligen Standpunktes genutzt werden.

Die zentrale Behauptung des Standpunktes wird **Konklusion** genannt, während die genutzten Gründe eines Arguments als **Prämissen** bezeichnet werden. Ob eine Stellungnahme entweder als Standpunkt oder als Begründung für diesen Standpunkt dient, hängt maßgeblich von der Rolle der Aussage im Argument ab.

Jedes Argument muss mindestens eine Prämisse besitzen, denn sonst nimmt es die Form einer einfachen Behauptung an. Prinzipiell können unendlich viele Voraussetzungen in einem Argument enthalten sein. Allerdings kommen in den meisten alltäglichen Situationen (und in der Argumentation in wissenschaftlichen Arbeiten) in der Regel nur eine begrenzte Anzahl von Prämissen vor.

In komplexen Argumentationsketten können die einzelnen Begründungen auf zwei unterschiedliche Weisen zusammenhängen. Sie können untergeordnet oder gleichgeordnet sein.

— **Untergeordnete Argumente:** Dabei handelt es sich um Argumente, die sich gegenseitig unterstützen. In zahlreichen Fällen ist es nötig, dass ein Element des Ausgangsarguments, das als strittig angesehen wird, weiterbegründet werden muss.
— **Gleichgeordnete Argumente:** Dabei stützen alle Argumente den gleichen Standpunkt. Hier werden zur Begründung des Standpunktes mehrere Argumente herangezogen, die nebeneinander bestehen können.

Das Argument kann pragmatisch in drei unterschiedliche Aspekte unterteilt werden:

— **Inhalt:** Auf der Inhaltsebene wird die Qualität der Argumente gezeigt. Häufig erfolgen in diesem Bereich die Fragestellungen nach einem korrekten Argumentationsmuster bzw. der logischen Nachvollziehbarkeit der Argumente. Ebenfalls ist hier Raum für eine qualitative Beurteilung der jeweiligen Argumentation.
— **Struktur:** Auf der Strukturebene wird die jeweilige Argumentationskette strukturiert, sodass der Leser diese leichter nachvollziehen kann. In den meisten Fällen wird ein Argument wie folgt: dargestellt:
  — Beginn: Präsentation der Situation und der Problemlage,
  — Mitte: Präsentation der eigentlichen Fragestellung bzw. (Teil-) Lösung der Problematik,
  — Ende: Begründung bzw. Schlussfolgerung.

— **Form:** Auf der Formebene folgt die Evaluation der jeweiligen Präsentationsmethode und den Kommunikationsmöglichkeiten, die für eine ausreichende Darstellung der Argumente genutzt werden können.

Implikationen

Es werden selten (v. a. in der mündlichen Argumentation) alle Bestandteile, die ein Argument haben kann, tatsächlich auch erwähnt. Dennoch kommt es vor, dass Schlussfolgerungen vorhanden sind, die de facto nicht zutreffen.

Die Kenntnis der implizierten Bestandteile von Argumenten ist besonders im Zusammenhang mit Einwänden wichtig. Alle Ausführungen enthalten Implikationen. Man muss sich im Klaren darüber sein, dass man für jede seiner Aussagen eine Beweislast trägt, die auch für nicht ausgesprochene bzw. ausformulierte Darlegungen gelten.

Es ist sowohl für den Aufbau, also für die Verteidigung und Erklärung, von Argumenten von entscheidendem Vorteil zu wissen, welche Implikationen ein Argument hat. Wenn man die implizierten Aussagen identifiziert und versteht, besitzt man deutlich mehr Angriffspunkte, um eine Begründung zu beweisen bzw. zu widerlegen.

Zu einem vollständigen Argument gehört auch die **Schlussregel**. Dieser dritte Baustein eines Argumentes verknüpft die Begründung mit dem jeweiligen Standpunkt. Dabei funktioniert eine solche Schlussregel wie eine Brücke, die beide Aussagen miteinander verbindet. Eine Schlussregel besteht sehr häufig aus einer grundlegenden und generellen Aussage bzw. einem Prinzip, weil diese Schlussfolgerung in den meisten Fällen Allgemeingültigkeit hat.

> ▸ Standpunkt, Begründung und Schlussregel sind Bestandteile, die bei jedem Argument anzutreffen sind. Auch wenn in seltenen Fällen ein bzw. sogar zwei Bestandteile nicht ausdrücklich formuliert sind, sind alle drei Bestandteile prinzipiell vorhanden.

Erkennen von Argumenten

Das Erkennen von Argumenten ist eine der Grundlagen zur Bewertung und Evaluierung von wissenschaftlichen Arbeiten.

Da die meisten Argumente in den Kontext eines Texts eingebunden sind, ist es oft schwer, solche Argumentationen wahrzunehmen.

Es kommt hinzu, dass man v. a. in wissenschaftlichen Publikationen nur sehr selten mit vereinzelten und vollständigen Argumenten konfrontiert wird. In den meisten Fällen existieren Argumentationsketten mit komplexen Prämissen und Konklusionen.

Man sollte sich nicht mit Nebenargumenten aufhalten, sondern das Hauptargument identifizieren.

Möglicherweise müssen einzelne Prämissen weiter begründet werden, um die zentrale Behauptung zu belegen. Argumente können auf unterschiedliche Weise formuliert und vorgetragen werden. Um diese Argumente in den jeweiligen Manuskripten zu identifizieren, kann die Identifikation bestimmter Signalwörter hilfreich sein bzw. es können gezielte Fragen gestellt werden (▸ Übersicht).

> **Hilfreiche Wörter und Fragen zur Identifizierung von Argumenten**
> - **Charakteristische Wörter:**
>   - Prämissen: da, weil, aufgrund, wegen
>   - Konklusion: daher, deshalb, daraus folgt, folglich
> - **Fragen zu einfachen Argumenten:**
>   - Auf welche Schlussfolgerungen läuft seine Argumentation hinaus?
>   - Welches ist die zentrale Behauptung des Autors? Was möchte der Autor eigentlich im Manuskript genau darstellen?
>   - Existieren Wörter, die Prämissen und Konklusion identifizieren und unterscheiden können?
>   - Wenn die zentrale Behauptung im Manuskript identifiziert wurde, sollte man nach den jeweiligen Begründungen dieser Mutmaßung fragen.
> - **Fragen zu komplexen Argumenten:**
>   - Wo liegt das Hauptargument des Manuskripts?
>   - Was ist die wichtigste Behauptung in der Arbeit?

Bestätigung und Widerlegung eines Argumentes

Da die Prämissen in einem Argument die zentrale Behauptung unterstützen, kann die jeweilige Argumentationskraft in Abhängigkeit der genutzten Gründe extrem variieren.

- Wenn die Prämissen die Konklusion komplett unterstützen, ist es absolut zwingend, dass die zentrale Behauptung aus diesen Prämissen folgt. Somit ist es in solchen Fällen unmöglich, eine falsche Konklusion zu haben, wenn die Prämissen wahr sind.
- Wenn die Konklusion von den Prämissen mit einer gewissen Wahrscheinlichkeit unterstützt wird, so ist eine Konklusion zwar sehr wahrscheinlich, aber nicht absolut logisch zwingend.
- Häufig werden Argumente nur durch schwache Prämissen untermauert. Die Konklusion ist in einem solchen Fall zumindest dann so lange plausibel, wie es keine Gegenbeweise gibt.

Es gibt zwei grundsätzliche Möglichkeiten, mit denen ein Argument widerlegt werden kann:
- Ein Argument kann als nicht wahr betrachtet werden, wenn die genannten Prämissen für den jeweiligen Betrachter sich als falsch oder unakzeptabel darstellen. Es erscheint logisch, dass ein Argument mit offensichtlichen falschen Prämissen keine Überzeugungskraft besitzt.
- Obwohl die Prämissen als wahr eingeschätzt werden, stehen sie nicht in einer ausreichenden oder richtigen Beziehung zur Konklusion. Obwohl die Prämissen in solchen Fällen als akzeptabel gelten, liefern sie keine Begründung für die Konklusion mit der Folge, dass dieses Argument logisch als nicht korrekt erachtet wird.

6.3.4 Formen der Argumentation

Statistische Verallgemeinerung

Die statistische Verallgemeinerung ist eine der einfachsten Formen und eine der beliebtesten Argumentationshilfen in wissenschaftlichen Arbeiten. Diese Verallgemeinerung hat allerdings häufig spekulative Ansätze und kann demzufolge auch ziemlich leicht angezweifelt und widerlegt werden. Interessant ist es, dass es prinzipiell keine induktive Logik gibt.

> **Statistische Verallgemeinerung**
>
> X% der untersuchten Fälle A haben die Eigenschaft B.
> **Deshalb:** X% von A haben die Eigenschaft B.

Beispiele
- 2 von 10 untersuchten Äpfeln weisen Wurmbefall auf, daher sind 20% der Äpfel eines Baumes "madig".
- Einer von 50 untersuchten Patienten hat einen positiven Antikörpernachweis gegen das Virus XY, daher sind 2% aller Patienten mit dem Virus infiziert.
- Der Tumormarker A1 ist bei 70 von 100 untersuchten Krebspatienten erhöht. Daher haben 70% der Krebspatienten ein erhöhtes Tumormarkerprotein A1.

Die Methode der statistischen Verallgemeinerung spielt in den Naturwissenschaften und der Medizin eine wesentliche Rolle und dient dazu, empirische Forschungsergebnisse auf die Allgemeinheit zu übertragen.

Obwohl die Prämisse nur eine Aussage über einen begrenzten (untersuchten) Bereich trifft, bezieht sich die Konklusion auf die Gesamtmenge. Sowohl die Prämisse als auch die Konklusion stellen statistische Aussagen dar. Allerdings folgt der Prämisse nicht zwangsläufig die jeweilige Konklusion, sondern aufgrund der Wahrscheinlichkeit ist von dieser Verallgemeinerung und Übertragung auf die Gesamtheit auszugehen.

Diese statistische Verallgemeinerung spielt heutzutage in den Naturwissenschaften und der Medizin eine entscheidende Rolle, da sie eine wichtige Argumentationshilfe ist, wenn man aufgrund von einer begrenzten analysierten Fallzahl auf eine allgemeingültige Sachlage schließen möchte. Allerdings sind solche Verallgemeinerungen nicht immer logisch nachzuvollziehen. Es existieren außerdem zahlreiche Möglichkeiten, um solche Argumente zu hinterfragen und dadurch auf Fehler aufmerksam zu machen. Daher ist es bei einer Verallgemeinerung entscheidend, eine komplette, konklusive und durchgehende Argumentationskette darzustellen.

Bei der Verallgemeinerung muss eine komplette, konklusive und durchgehende Argumentationskette dargestellt werden.

Diese Argumentationsform kann jedoch auch sehr gravierende Fehler beinhalten. Durch eine ausführliche Untersuchung der jeweiligen Fehlermöglichkeiten kann diese Argumentationsfolge kritisch getestet und in der Praxis angewandt werden. Sie dient darüber hinaus der selbstkritischen Hinterfragung der eigenen Argumentation.

Unklare Begriffsdefinitionen Eine der häufigsten Fehlerquellen in dieser Argumentationsweise ist die Kombination zwischen präzisen Zahlen und unpräzisen, nicht ausreichend definierten Begriffen, sodass das komplette Argument praktisch wertlos ist. Die statistische Aussage wird erheblich von der Definition des jeweiligen Begriffes beeinflusst. Um Fehler der unklaren Definition in der eigenen Argumentation zu vermeiden, sollten folgende Fragen zur Überprüfung gestellt werden:

- Sind die Begriffe in der jeweiligen argumentativen Aussage genau definiert?
- Handelt es sich um Phrasen oder nicht genauer einzugrenzende Begriffe?
- Wird in der Argumentation nur an diffuse Gefühle des Lesers appelliert und nicht sachlich-fachlich die jeweilige Begriffserläuterung dokumentiert?

Falsche Präzision Die Verwendung von Zahlen – der Anspruch der Wissenschaftlichkeit – birgt ebenfalls eine zusätzliche Fehlerquelle. Vor allem, wenn diese Zahlen zweifelhaft sind bzw. deren korrekte Erhebung bzw. Bestimmung fehlerhaft war, wird eine Exaktheit suggeriert, die aufgrund der Fragwürdigkeit der Datenerhebung nicht vorhanden ist. Ein solcher Fehler kann den Leser und auch den Gutachter dazu verleiten, die Information als akkurat zu empfinden, obwohl dies nicht der Wahrheit entspricht. Um Argumentationsfehler mit einer fälschlichen Präzision zu erkennen, sollte man sich folgende Fragen stellen:

- Wie kann die statistische Aussage verifiziert werden?
- Wie ist man zu den Zahlen bzw. Datenquellen für die berichtete statistische Aussage gelangt?

Unzureichende Daten Die prinzipielle Voraussetzung, dass eine statistische Verallgemeinerung korrekt ist, ist die Repräsentativität der Stichprobe. Allerdings ist aufgrund einer Stichprobe nicht so leicht zu erkennen, ob diese auch repräsentativ für den Gesamtbereich ist. Prinzipiell muss die Stichprobe groß genug sein, damit eine ausreichende Datenmenge vorhanden ist, um einen Fehlschluss durch unzureichende Statistik zu vermeiden. Eine Verzerrung der präsentierten Ergebnisse wird umso unwahrscheinlicher, je größer die untersuchte Stichprobe ist. In diesem Zusammenhang stellt sich die Frage, wann eine Stichprobe groß genug ist. Leider ist die Antwort nicht so leicht zu geben, da sie von etlichen Faktoren abhängig ist. Mittlerweile gibt es zahlreiche statistische Verfahren, die die Stichprobe auf ihre ausreichende Größe hin überprüfen. Um einen solchen argumentativen Fehler zu vermeiden, sollte man sich folgende Fragen stellen:

- Ist die Stichprobe groß genug?
- Wurden ausreichend viele Fälle analysiert?
- Sind genügend Daten zusammengetragen worden?

Grad der Verlässlichkeit Ob genügend Fälle analysiert sind, ist ebenfalls vom Grad der Verlässlichkeit abhängig. Dieser Grad bezieht sich auf die Konsequenzen, die aus der Konklusion gezogen werden. Mit anderen Worten: Sind die Kosten hoch, wird man natürlich mehr Informationen erheben als bei niedrigen Kosten.

Bei einer statistischen Verallgemeinerung muss man sich immer die Frage stellen, ob die Daten und untersuchten Fälle wirklich repräsentativ genug sind.

Voreingenommenheit Neben der Größe der Stichprobe müssen allerdings auch die untersuchten Fälle einen repräsentativen Querschnitt durch das Gesamtkollektiv bilden, sodass eine Verallgemeinerung getroffen werden kann. Die untersuchten Fälle müssen die verschiedenen Elemente der Grundgesamtheit ausreichend repräsentativ darstellen. Obwohl die Größe häufig als der wichtigste Faktor einer statistischen Analyse gesehen wird, ist aus logischer Sicht die Frage der Repräsentativität der ausreichenden unterschiedlichen Merkmale der Gesamtgruppe in der Stichprobe ausschlaggebend. Demzufolge sollte jede analysierte Gruppe so gewählt sein, dass die verschiedenen Elemente des gesamten Kollektivs mit ihrem jeweiligen Verhältnis darin vorkommen. Es ist auch zu überprüfen, ob die untersuchten Fälle repräsentativ zu dem Gesamtkollektiv sind. Wenn diese beiden Situationen (d. h. die entsprechenden Prämissen) nicht adäquat beurteilt werden können, ist die Bewertung, ob dieses Argument stark oder schwach ist, nicht möglich.

»Statistischer« Syllogismus

Bei einem »statistischen« Syllogismus wird von einer allgemeinen Situation auf den speziellen Umstand geschlossen. Ähnlich wie bei der statistischen Verallgemeinerung kann, auch wenn die Prämissen der Wahrheit entsprechen, wie an folgenden Beispielen gezeigt, eine Konklusion dennoch falsch sein.

»Statistischer« Syllogismus

X% der Fälle A haben die Eigenschaft B.
Z ist ein Fall A.
Deshalb: Z hat die Eigenschaft B.

Beispiele

- 90% der Männer mögen Fußball. Herr Mustermann ist ein Mann, daher mag Herr Mustermann Fußball.
- Nur 2% aller Patienten haben einen positiven Antikörpernachweis gegen Virus XY. Daher ist Herr Mustermann nicht mit dem Virus infiziert.
- Das Tumormarkerprotein A1 ist bei 70% bei Brustkrebspatientinnen erhöht. Frau Mustermann hat Brustkrebs, und daher hat sie ein erhöhtes Tumormarkerprotein A1.

Die Stärke eines statistischen Syllogismus ist von mehreren Faktoren abhängig. Neben dem rein statistischen Wert hängt sie auch von der

Berücksichtigung aller relevanten Informationen ab. Es ist darauf zu achten, dass möglichst alle relevanten Informationen zur Bestätigung der Konklusion in der Argumentation berücksichtigt wurden und vorhanden sind.

Man muss in einer solchen Argumentation besonders den Wahrheitsgehalt der Konklusion auf beeinflussende Faktoren überprüfen. Jedoch kann man nie sicher sein, dass wirklich auch alle relevanten Informationen berücksichtigt wurden. Es ist demzufolge auch darauf zu achten, dass entscheidende Informationen nicht aufgrund von Vorurteilen oder sogar durch Nachlässigkeit unberücksichtigt bleiben. Dies würde als Folge einen Denkfehler ergeben, der das Argument wertlos macht. Entscheidende Fragen zur Überprüfung der Argumentation:

- Ist die statistische Prämisse vernünftig und akzeptabel?
- Wurden alle entscheidenden Informationen berücksichtigt?
- Wurden wichtige Informationen übersehen?

Kausaler Zusammenhang

Einen weiteren wichtigen Argumentationstyp stellt das kausale Argument dar. In diesem Fall besteht zwischen zwei Ereignissen ein kausaler Zusammenhang, wenn diese beiden Ereignisse in einem Ursache-Wirkungs-Prinzip stehen.

Kausale Argumente spielen in der wissenschaftlichen Welt eine wichtige Rolle, da man so auf Ereignisse schließen kann, die nicht unmittelbar wahrgenommen und erfasst werden können. Kausalargumente kann man in zwei unterschiedliche gebräuchliche Varianten unterteilen:

- Kausalschlüsse,
- Schlüsse von der Ursache auf die Wirkung.

Kausalschluss Allgemein hat ein Kausalschluss folgende Form:

> **Kausalschluss**
>
> - Es besteht eine positive Korrelation zwischen A und B.
> - **Deshalb:** A ist Ursache von B.

Beispiele

- Leberschäden treten gehäuft nach Hepatitisinfektionen auf. Eine Infektion mit Hepatitisviren ist Ursache von Leberschäden.
- Metastasen haben erhöhte A1-Tumormarkerexpression. Eine erhöhte Expression des Tumormarkers A1 ist ursächlich für die Metastasierung.

Bei genauerer Betrachtung ist es jedoch einzusehen, dass nicht bei jeder positiven Korrelation auf einen direkten Kausalzusammenhang geschlossen werden kann.

> Statistische Syllogismen sind dann fehlerhaft, wenn nicht alle entscheidenden Informationen berücksichtigt wurden, die die Wahrscheinlichkeit der zentralen Behauptung beeinflussen können.

> Nicht bei jeder positiven Korrelation kann auf einen direkten Kausalzusammenhang geschlossen werden.

Schluss von der Ursache auf die Wirkung Der Schluss von der Ursache auf die Wirkung hat folgende Form:

Schluss von der Ursache auf die Wirkung

Ereignis A hat in der Regel Ereignis B zur Folge (wenn A, dann i. Allg. B).
Ereignis A tritt auf.
Deshalb: Ereignis B wird auch auftreten.

Beispiele
- Hepatitisinfektionen verursachen Leberzirrhosen und Lebertumoren. Der Patient hat sich mit Hepatitis B infiziert und wird an Leberkrebs sterben.
- Der Tumormarker A1 verursacht Metastasenbildung. Der Patient mit erhöhten A1-Werten wird Metastasen entwickeln.

Die Gesamtstärke einer solchen Argumentation hängt primär von der Prämisse ab. Wenn eine enge kausale Beziehung in der Prämisse vorhanden ist, ist dieses Argument sehr stark. Allerdings besitzt diese Argumentationsform auch zahlreiche Fehlerquellen:

Zufallskorrelation Wenn die Zahl der beobachteten Korrelationen zu klein ist, kann es sich um einen Zufall handeln. Der Fehler, dass nur eine zufällige Korrelation besteht, kann allerdings auch bei einer großen Stichprobe auftreten. In den meisten Fällen handelt es sich dabei um eine unzureichende Statistik. Der Grundfehler besteht meistens darin, dass bei zufälligem Zusammentreffen zweier unterschiedlicher Ereignisse diese fälschlicherweise in Zusammenhang gebracht werden. Um diesem Denkfehler vorzubeugen, sollte man sich folgende Fragen stellen:
- Gibt es eine positive Korrelation zwischen den beiden Ereignissen?
- Gibt es eine ausreichende Zahl beobachteter Fälle bei den beiden Ereignissen?

Auch wenn beide Fragen positiv beantwortet werden, wird oft der Fehler gemacht, dass Ursache und Wirkung miteinander verwechselt werden. Entscheidend ist dabei, dass eine einfache Korrelation nicht immer auf die Kausalbeziehung im Sinne einer Ursache-Wirkungs-Beziehung zurückzuführen ist.

Fehler der gemeinsamen Ursache Zwei Ereignisse können in unterschiedlicher Weise miteinander in Zusammenhang stehen. Obwohl beide Ereignisse in einem engen Zusammenhang auftreten und eine positive Korrelation zeigen, kann trotzdem ein drittes Ereignis die gemeinsame Ursache dieser beiden Vorkommnisse sein. Somit tritt der Fehler auf, dass aufgrund des alleinigen Zusammentreffens der beiden Ereignisse eine Ursache und Wirkung definiert werden, ohne dabei eine gemeinsame Ursache in Erwägung zu ziehen. Die entscheidende Frage zur Isolierung einer gemeinsamen Ursache besteht vielmehr darin, ob ausgeschlossen werden kann, dass der beobachtete Zusammenhang zwischen zwei Ereignissen durch einen dritten Parameter bedingt wurde. Ein solcher Fehlschluss kann weitreichende praktische Probleme verursachen, da er dazu führt, dass Symptome mit den eigentlichen Ursachen verwechselt werden. Somit ist unbedingt auf die Vermeidung dieses Fehlers zu achten.

Kausale Komplexität Neben der gemeinsamen Ursache wird häufig auch die Komplexität der beiden Zusammenhänge vernachlässigt. In dem logischen Zusammenhang zwischen zwei Ereignissen könnte ein weiteres Ereignis vorhanden sein, welches nicht beachtet wurde. Somit verursacht das eine Ereignis nur indirekt das andere. Der kausale Zusammenhang kann somit viel komplexer sein, als zu Beginn angenommen wurde. Durch diesen Fehler kommt es zu einer sehr starken Vereinfachung, die zu Fehlschlüssen führen kann. Die entscheidende Frage stellt sich dahingehend, ob die kausale Beziehung direkt oder eher indirekter Natur aufgrund dazwischenliegender Parameter ist.

Hypothesenbestätigung und Hypothesenwiderlegung

Eine Vielzahl von Plausibilitätsargumenten stützt sich auf Hypothesen. Dabei wird eine Hypothese aufgestellt, oder es wird eine Beobachtung postuliert im Fall, dass die Ausgangshypothese korrekt ist. Wenn diese Beobachtung dann auch wirklich eintritt, geht man davon aus, dass die Hypothese richtig ist. Prinzipiell können in solchen Zusammenhängen zwei Argumentationsformen gewählt werden, je nachdem, ob eine Hypothese bestätigt oder widerlegt werden soll. Diese beiden Argumentationsformen werden als Hypothesenbestätigung und Hypothesenwiderlegung bezeichnet.

Die Hypothesenbestätigung besteht aus folgender Form:

Hypothesenbestätigung

Wenn die Hypothese A wahr ist, dann ist die Beobachtung B wahrscheinlich.
Beobachtung B wird gemacht.
Deshalb: Die Hypothese A ist vermutlich wahr.

Beispiele
- Hypothese: Die neue HPV-Impfung schützt vor Gebärmutterhalskrebs. Beobachtung: Es treten weniger Gebärmutterhalstumoren bei geimpften Frauen auf. Deshalb schützt die neue Impfung vermutlich vor Zervixkarzinomen.

> — Hypothese: Treibhausgase führen zur Erderwärmung. Beobachtung: Die globalen Temperaturen steigen. Deshalb führen Treibhausgase vermutlich zur Erderwärmung.

Die Konklusion soll durch die Bestätigung nur plausibel oder wahrscheinlich gemacht werden.

Die Hypothesenwiderlegung funktioniert nach folgendem Schema:

Hypothesenwiderlegung

Wenn die Hypothese A wahr ist, dann muss B auch wahr sein.
B ist nicht wahr.
Deshalb: Die Hypothese A ist nicht wahr.

Beispiele
- In der Tiefsee kann aus physikalischen Gründen kein Leben existieren. Es wurden diverse Ökosysteme in der Tiefsee entdeckt.
- Die Substanz X hat vermutlich antitumorale Wirkungen. Substanz X zeigte im Experiment keine tumorhemmenden Eigenschaften.

Folgende kritische Fragen können bei einer Hypothesenbestätigung oder Hypothesenwiderlegung gestellt werden:
- Ist es wirklich der Fall, dass, wenn die Hypothese A wahr (oder falsch) ist, das Ereignis beobachtet (nicht beobachtet) werden sollte?
- Wurde das Ereignis auch tatsächlich beobachtet?
- Könnte das Ereignis auch auf eine andere Weise erklärt werden?

Analogieargumente

Analogieargumente sind sehr starke Argumente, deren Überzeugungskraft auf der Stärke der Analogie beruht.

Analogieargumente dienen dazu, einen Vergleich zu begründen. Bei einem Analogieargument werden die vorliegenden Ergebnisse bzw. Resultate mit einem anderen Fall verglichen. Idealerweise sollte eine sehr hohe Ähnlichkeit zwischen dem jetzigen und dem zu vergleichenden Fall bestehen. Man kann im Analogieargument aber auch Situationen vergleichen, die sich nicht ähneln (sog. Dysanalogien).

Analogieargumente sind immer dann fehlerhaft, wenn keine relevanten Ähnlichkeiten bestehen.

Das Analogieargument basiert auf einer menschlichen Grundannahme: Alles, was essenziell gleich ist, ist auch essenziell gleich zu beurteilen. Beim Analogieargument ist es wichtig, den (kritischen) Blick auf den Grad der Ähnlichkeit zu richten. Je ausgeprägter eine relevante Ähnlichkeit zwischen den beiden Situationen ist, umso stärker ist das Argument. Allerdings ist es häufig schwierig, die Relevanz zweier unterschiedlicher Argumente zu analysieren. Dazu ist ein umfangreiches Detailwissen notwendig.

6.3.5 Allgemeine Hinweise und Hilfestellungen

Folgendes sollten während der Argumentation bedacht werden:
- Es muss permanent überprüft werden, ob die Prämissen der genutzten Argumente der Wahrheit entsprechen und vom jeweiligen Leser akzeptiert werden können.
- In zahlreichen Fällen ist zu überprüfen, ob die Prämissen an sich durch eine Begründung untermauert werden müssen.
- Die Konklusion bzw. Schlussfolgerung muss immer auf ihre Plausibilität hin überprüft werden.

Diese Fragen kann man auch in umgekehrter Reihenfolge bearbeiten, indem man das Argument anzweifelt bzw. kritisiert.
- Prämissen werden angezweifelt und nicht als wahr empfunden.
- Die Korrektheit des Argumentes kann ebenfalls angezweifelt werden, indem kritische Fragen gestellt werden, die auf einen Fehlschluss hinweisen können.

Argumentation
- Die Kenntnis und das Wissen um eine wichtige und überzeugende Argumentation vorzubringen, ist die Grundlage der Diskussion.
- Sie entscheidet, ob die wissenschaftliche Fragestellung ausreichend bearbeitet wurde.
- Bei lückenhaften oder sogar fehlerhaften Argumentationen ist die Wahrscheinlichkeit sehr gering, dass das Manuskript zur Publikation angenommen wird.

Anhang

Nachwort

Erfolgreiches Publizieren hat immer zwei Voraussetzungen: das gute Präsentieren der Ergebnisse, aber auch, dass Inhalte vorhanden sind, die präsentiert werden können, also Forschungsergebnisse, Studienresultate etc. Der vorliegende Ratgeber kann dabei nur helfen, vorhandene Ergebnisse besser darzustellen und damit die Chance der Annahme eines Manuskripts zu erhöhen. Ein wissenschaftlich schlechtes Manuskript mit unzureichenden Ergebnissen wird auch bei bester Strukturierung und den geeigneten Formulierungen ein ungenügendes Manuskript bleiben. Für den reinen Forschungserfolg sind aber, ganz besonders bei jungen Forschern und Doktoranden, die Betreuer mitverantwortlich. Im Gegensatz dazu sind bei erfahrenen Forschern zusätzlich auch die Arbeitsbedingungen entscheidend und persönliche Kreativität gefordert. Der Erfolg ist somit sicherlich immer eine Kombination aus eigenen Fähigkeiten, äußeren Bedingungen, viel Arbeit und auch ein wenig Glück. Die Verfasser wünschen den Lesern und Nutzern dieses Buches Erfolg auf all diesen Gebieten.

I. Mylonas, A. Brüning

Literatur

Zitierte Literatur

Bassarak N, Blankenstein T, Brüning A, Dian D, Bergauer F, Friese K, Mylonas I (2010) Is lymphadenectomy a prognostic marker in endometrioid adenocarcinoma of the human endometrium? BMC Cancer 10: 224

Bergauer F, Brüning A, Shabani N, Blankenstein T, Juckstock J, Dian D, Mylonas I (2009) Inhibin/activin-betaE subunit in normal and malignant human cervical tissue and cervical cancer cell lines. J Mol Histol 40: 353–359

Blechschmidt K, Mylonas I, Mayr D, Schiessl B, Schulze S, Becker KF, Jeschke U (2007) Expression of E-cadherin and its repressor snail in placental tissue of normal, preeclamptic and HELLP pregnancies. Virchows Arch 450: 195–202

Brüning A, Friese K, Burges A, Mylonas I (2010) Tamoxifen enhances the cytotoxic effects of nelfinavir in breast cancer cells. Breast Cancer Res 12: R45

Brüning A, Burger P, Gingelmaier A, Mylonas I (2012) The HIV reverse transcriptase inhibitor tenofovir induces cell cycle arrest in human cancer cells. Invest New Drugs 30: 1389–1395

Chatzidaki P, Mellos C, Briese V, Mylonas I (2011) Perioperative complications of breast cancer surgery in elderly women (≥80 years). Ann Surg Oncol 18: 923–931

Käufl SD, Kuhn C, Kunze S, Shabani N, Brüning A, Friese K, Mylonas I (2011) Inhibin/activin-betaC subunit does not represent a prognostic parameter in human endometrial cancer. Arch Gynecol Obstet 284: 199–207

Klappan AK, Hones S, Mylonas I, Brüning A (2012) Proteasome inhibition by quercetin triggers macroautophagy and blocks mTOR activity. Histochem Cell Biol 137: 25–36

Mylonas I (2011) Inhibin-betaA subunit immunolabeling as a prognostic factor in endometrioid adenocarcinomas: a matter of evaluation? Arch Gynecol Obstet 284: 467–476

Mylonas I (2012) Female genital Chlamydia trachomatis infection: where are we heading? Arch Gynecol Obstet 285: 1271–1285

Mylonas I, Speer R, Makovitzky J, Richter DU, Briese V, Jeschke U, Friese K (2000) Immunohistochemical analysis of steroid receptors and glycodelin A (PP14) in isolated glandular epithelial cells of normal human endometrium. Histochem Cell Biol 114: 405–411

Mylonas I, Briese V, Vogt-Weber B, Friese K (2003) Complete bilateral crossed ureteral duplication observed during a radical hysterectomy with pelvic lymphadenectomy for ovarian cancer. A case report. Arch Gynecol Obstet 267: 250–251

Mylonas I, Lochmüller E-M, Greulich T, Gerber B, Friese K (2004) Port-site metastasis after diagnostic laparoscopy for presumably benign ruptured ovarian cyst: disseminated intraperitoneal metastasis of a Krukenberg tumor. Gynecol Surg 1: 267–269

Weiterführende Literatur

Leopold-Wildburger U, Schütze J (2002) Verfassen und Vortragen. Wissenschaftliche Arbeiten und Vorträge leicht gemacht. Springer, Berlin Heidelberg New York

Modgil S (2012) Theory and applications of formal argumentation. First international workshop revised selected papers. Springer, Berlin Heidelberg New York

Müllner M (2005) Erfolgreich wissenschaftlich arbeiten in der Klinik, 2. Aufl. Springer, Wien

Neugebauer EAM (2011) Von der Idee zur Publikation. Erfolgreiches wissenschaftliches Arbeiten in der medizinischen Forschung, 2. Aufl. Heidelberg: Springer Medizin

Oesterreich PL (2011) Rhetorik und Subjektivität. De Gruyter, Berlin

Preissner A (2012) Wissenschaftliches Arbeiten. Internet nutzen, Text erstellen, Überblick behalten, 3. Aufl. Oldenbourg, München

Quine WvO (2005) Philosophie der Logik, 1. Aufl. Buchner, Bamberg

Literatur

Rubinelli S, Levene DS (2009) Ars topica: the classical technique of constructing arguments from Aristotle to Cicero. Springer, Berlin Heidelberg New York Dordrecht

Sandberg B (2012) Wissenschaftlich Arbeiten von Abbildung bis Zitat. Lehr- und Übungsbuch für Bachelor, Master und Promotion. Oldenbourg, München

Sesink W (2007) Einführung in das wissenschaftliche Arbeiten. Internet, Textverarbeitung, Präsentation, 7. Aufl. Oldenbourg, München

Theisen MR, Theisen M (2011) Wissenschaftliches Arbeiten Technik – Methodik – Form, 15. Aufl. Vahlen, München

Ueding G (2011) Klassische Rhetorik. 5. Aufl. Beck, München

Van Eemeren FH (2012) Topical themes in argumentation theory. Twenty exploratory studies. Springer, Berlin Heidelberg New York Dordrecht

Voss R (2011) Wissenschaftliches Arbeiten, 2. Aufl. UVK Verlagsgesellschaft, Konstanz

Stichwortverzeichnis

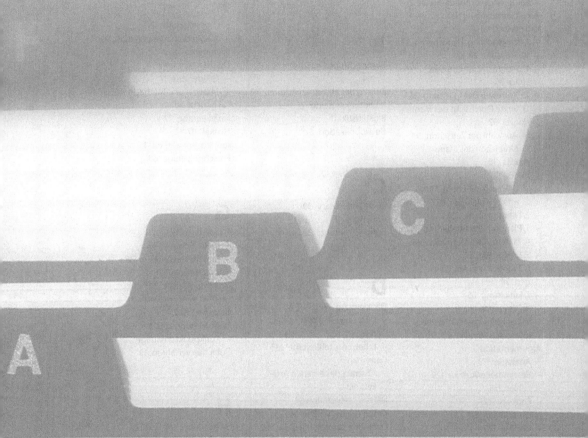